Anaesthesiology and Resuscitation
Anaesthesiologie und Wiederbelebung
Anesthésiologie et Réanimation

48

Editores

Prof. Dr. R. Frey, Mainz · Dr. F. Kern, St. Gallen

Prof. Dr. O. Mayrhofer, Wien

Intensivtherapie bei
Kreislaufversagen

*Bericht über das Symposion
am 26. und 27. September 1969 in Mainz*

Herausgegeben von

S. Effert und K. Wiemers

Mit 45 Abbildungen

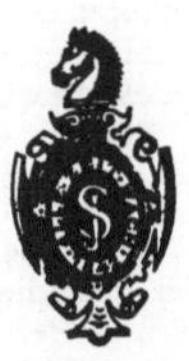

Springer-Verlag Berlin Heidelberg New York 1970

ISBN-13: 978-3-540-04767-4   e-ISBN-13: 978-3-642-99962-8

DOI: 10.1007/978-3-642-99962-8

Vorwort

Mit der Möglichkeit, Kammerflimmern und Asystolie elektrisch ohne Thoraxeröffnung zu beheben und mit der Überwindung der Vierminutengrenze durch die externe Herzmassage hat die sogenannte Wiederbelebung im internistischen wie im anaesthesiologischen Rahmen gänzlich neue Aspekte erhalten. Über Zufallserfolge durch besonders glücklich gelagerte äußere Umstände hinaus ist sie zu einem Standardverfahren geworden. Sie hat zur Errichtung von Überwachungsstationen Veranlassung gegeben, die die sogenannte Intensivtherapie praktizieren.

Das Symposion hat – nach Ansicht der Herausgeber mit Erfolg – versucht, den derzeitigen Stand der Intensivtherapie auf dem Herz-Kreislaufsektor einerseits aus berufenem Munde aufzuzeigen und anderseits die Lücken aufzudecken, deren Schließung weitere Erfolge verspricht.

Aachen, Juni 1970   Prof. Dr. med. S. EFFERT

Inhaltsverzeichnis

Verzeichnis der Referenten

BARCKOW, D. Dr., Medizinische Klinik und Poliklinik der Freien Universität Berlin im Städt. Krankenhaus Westend, Berlin 19

EFFERT, S., Prof. Dr., Medizinische Fakultät der Techn. Hochschule Aachen

ENDERLIN, F., Dr., Chirurgische Universitätsklinik Basel (Schweiz)

EVARD, J. P., Dr., Chirurgische Universitätsklinik Basel (Schweiz)

FRISIUS, H., Dr., Medizinische Klinik und Poliklinik der Freien Universität Berlin im Städt. Krankenhaus Westend, Berlin 19

GEERING, P., Dr., Chirurgische Universitätsklinik Basel (Schweiz)

GIGON, J. P., Dr., Chirurgische Universitätsklinik Basel (Schweiz)

GOLDSTONE, J., M. D., Dept. of Medicine, Harvard Medical School, Peter Bent Brigham Hospital, Boston/Mass. (USA)

HEIDRICH, H., Dr., Medizinische Klinik und Poliklinik der Freien Universität Berlin im Städt. Krankenhaus Westend, Berlin 19

HOCHREIN, H., Prof. Dr., III. Medizinische Klinik des Rudolf-Virchow-Krankenhauses, Berlin 65

JUST, H., Dr., II. Medizinische Universitätsklinik und Poliklinik Mainz

KÖRNER, M., Dr., Zentrale Anaesthesieabteilung der Städt. Krankenanstalten, Krefeld

LOCHNER, W., Prof. Dr., Physiologisches Institut der Universität Düsseldorf

LUTZ, H., Priv.-Doz. Dr., Abteilung für Anaesthesiologie am Klinikum Mannheim der Universität Heidelberg, Mannheim

REITER, M., Prof. Dr., Institut für Pharmakologie und Toxikologie der Techn. Hochschule München

SCHMID-SCHÖNBEIN, H., Dr., Physiologisches Institut der Universität München

SCHRÖDER, R., Prof. Dr., Klinikum Steglitz der Freien Universität Berlin, Medizinische Klinik und Poliklinik, Berlin 45

STAUCH, M., Priv.-Doz. Dr., Zentrum für Innere Medizin der Universität Ulm/Donau

WELLS, R. E., M. D., Dept. of Medicine, Harvard Medical School, Peter Bent Brigham Hospital, Boston/Mass. (USA)

WIEMERS, K., Prof. Dr., Institut für Anaesthesiologie der Universität Freiburg/Br.

Physiologische Grundlagen einer Therapie des Kreislaufversagens

Von **W. Lochner**

Aus dem Physiologischen Institut der Universität Düsseldorf
(Direktor: Prof. Dr. W. Lochner)

Aufgabe des Kreislaufs ist es, das Blut zu transportieren und mit dem Blut die Atemgase, Substrate, Metabolite, Hormone, die Wärme, u. a. Das Endziel ist dabei die Homeostase aller Körpergewebe, die Homeostase des gesamten Organismus. Was heißt nun Kreislaufversagen, wie ist dieser Zustand zu definieren? Beim Kreislaufversagen handelt es sich um eine Unterperfusion des Körpers, um ein zu kleines Herzzeitvolumen (HZV). Dieser Zustand geht mit einem erniedrigten arteriellen Druck einher.

Wir müssen nun weiter fragen, wie es zu einer Unterperfusion, zu einem verminderten HZV kommen kann. Es kann vorliegen:

1. Ein primäres Versagen der Peripherie oder
2. Ein primäres Versagen des Herzens.

Zustände, die durch eine Verminderung von Transportkapazitäten bedingt sind, lasse ich außer Betracht.

I. Kreislaufversagen als Folge eines Versagens der Peripherie

Das Herz kann nur dann Blut fördern, wenn ihm Blut von der Peripherie angeboten wird, wenn der venöse Rückstrom (VR) groß genug ist. Ist VR zu klein, so versagt der Kreislauf. Andererseits kann dem Herzen Blut nur dann zuströmen, wenn es Blut selbst gefördert hat; wir haben es ja mit einem „Kreislauf des Blutes" zu tun, und der Motor dieses Kreislaufs ist das Herz. Auf diesem Zusammenhang beruhen manche Schwierigkeiten, die die Physiologie des Blutkreislaufs dem Verständnis bereitet.

Venöser Rückstrom und Füllungsdruck des Herzens

Der venöse Rückstrom (VR) ist im steady state, wenn er als Strom, d. h. als ml/min verstanden wird, gleich dem Herzzeitvolumen. Größere Unterschiede zwischen dem HZV und dem VR sind nur für wenige Herzschläge möglich und denkbar. Diese Betrachtung des venösen Rückstromes ist für eine weitere Analyse nicht sehr fruchtbar. Es scheint mir besser zu sein, den venösen Rückstrom anders zu definieren und zwar am Füllungsdruck des Herzens. Der venöse Rückstrom ist dann genügend groß, wenn der Füllungsdruck des Herzens genügend groß ist. Ein ausreichender Füllungsdruck führt eben zu einer guten Füllung des Herzens und damit zu einem ausreichend großen Schlagvolumen und Herzzeitvolumen.

Der Füllungsdruck des Herzens ist abhängig

a) von der Größe des Gesamtblutvolumens

b) vom Kontraktionszustand des kapazitiven Teils des Kreislaufsystems

c) vom Verhältnis des Gesamtblutvolumens zur Kapazität des Kreislaufs

d) von der Tätigkeit des Herzens selbst. Er sinkt mit steigender Förderleistung und er steigt mit abnehmender Förderleistung des Herzens.

Das Gesamtblutvolumen

Die Bedeutung des Gesamtblutvolumens (GBV) im Zusammenhang mit einer Diskussion des Kreislaufversagens sei zunächst noch einmal folgendermaßen definiert. Eine Vergrößerung des GBV führt zu einer Vergrößerung des Füllungsdrucks des Herzens und damit zu einer Vergrößerung des Schlagvolumens (SV) und Herzzeitvolumens. Eine Verkleinerung des GBV vermindert den venösen Rückstrom, den Füllungsdruck des Herzens und damit SV und HZV. Eine Verkleinerung des GBV kann also zum Kreislaufversagen führen.

Beim Menschen beträgt das GBV im Mittel $^1/_{13}$ des Körpergewichtes und ist dabei von Alter, Geschlecht und Trainingszustand abhängig. Das GBV ist klar zu definieren: Es schließt all das Blut ein, das durch eine geeignete Teststoffverdünnungsmethode zu erfassen ist. Da es beim Menschen im echten Sinne des Wortes gespeichertes Blut (Blutspeicher 1. Ordnung nach REIN) nicht gibt, ist das Gesamtblutvolumen gleich dem zirkulierenden Blutvolumen. Das mit Hilfe einer Teststoffverdünnungsmethode bestimmte GBV schließt das effektive und das ineffektive Blutvolumen ein ebenso wie auch die etwas unscharf definierten Begriffe der schnell oder langsam zirkulierenden Blutmenge.

Das effektive und das ineffektive Blutvolumen

Neben dem Begriff des Gesamtblutvolumens scheinen mir die Begriffe des effektiven und ineffektiven Blutvolumens für das Verständnis der Kreislauffunktion und damit auch für das Verständnis des Kreislaufversagens von Bedeutung zu sein. Diese Begriffe stellen die Verbindung her zwischen

dem zunächst ja nur statischen Begriff des Blutvolumens und der Kreislauf-
dynamik.

Das ineffektive Blutvolumen wird auf den Füllungsdruck des Herzens
bezogen und ist diejenige Blutmenge, die erforderlich ist, um das Gefäß bis
zum Füllungsdruck des Herzens zu füllen.

Das effektive Blutvolumen bewirkt die Druckdifferenz zwischen Aorta
und Füllungsdruck des Herzens auf der venösen Seite. Für den Aufbau
dieser Druckdifferenz ist eine Blutmenge erforderlich. Sie liegt teilweise im
arteriellen Teil des Gefäßsystems, zum größeren Teil aber im venösen Teil,
also im Niederdrucksystem. Effektives Blutvolumen plus ineffektives Blutvolumen ergeben das Gesamtblutvolumen.

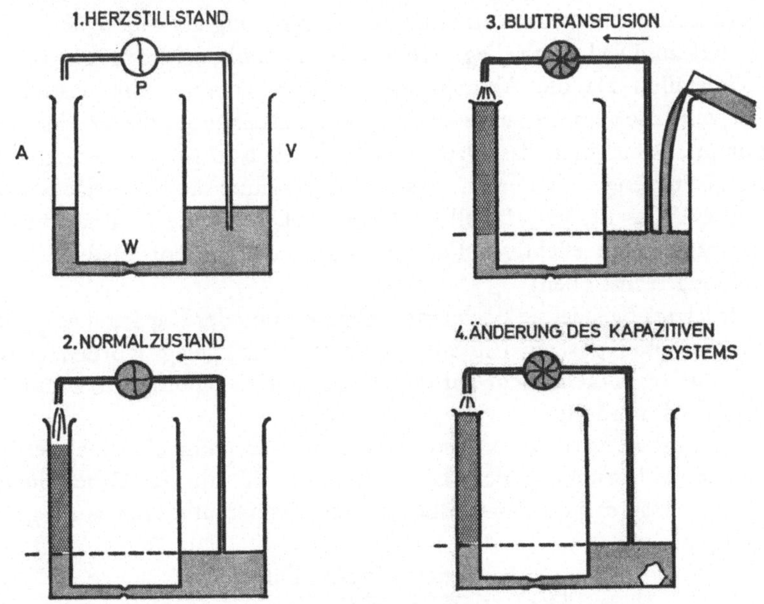

Abb. 1. Schema eines Kreislaufmodells zur Erläuterung der Begriffe effektives und
ineffektives Blutvolumen (Einzelheiten siehe Text)

An einem Kreislaufmodell möchte ich die Begriffe noch weiter erläutern
(Abb. 1). Das Modell besteht aus zwei Gefäßen, von denen das eine die
arterielle, das andere die venöse Seite des Gefäßsystems darstellt. Entsprechend der geringen Kapazität der Arterien gegenüber dem Venensystem
beträgt die Grundfläche des arteriellen Gefäßes des Modells nur ¼ der
Grundfläche des venösen Gefäßes. Die beiden Gefäße sind durch eine
Röhre verbunden, deren Strömungswiderstand mit Hilfe eines eingebauten
Hahnes verändert werden kann. Eine Kolbenpumpe pumpt über ein Steigrohr die Flüssigkeit auf die arterielle Seite hinüber. Da ihre Leistung hoch ist

und die Strömungswiderstände im Steigrohr niedrig sind, saugt sie sämtliche Flüssigkeit aus dem venösen Gefäß ab, sobald diese das untere Ende des Steigrohres erreicht. Sie hält damit den Druck im „venösen" Gefäß, den „Füllungsdruck", konstant und fördert jede Blutmenge, die ihr bei diesem Druck angeboten wird.

Links oben sehen wir den Zustand eines Kreislaufstillstandes, die Pumpe steht, die gesamte Blutmenge ist ineffektiv. Arterieller Druck und venöser Druck sind gleich. Durch die Tätigkeit des Herzens wird nun die arteriovenöse Druckdifferenz aufgebaut, die ineffektive Blutmenge wird vermindert, ein effektives Blutvolumen wird gebildet. Wir kommen zum Normalzustand, Blut ist zur arteriellen Seite hin verschoben.

Erhöht man im Modell die kreisende Flüssigkeitsmenge, so steigt das Kreislaufzeitvolumen im Verhältnis zur Vermehrung der Flüssigkeitsmenge sehr stark an. Die Ursache liegt in der starken Erhöhung des arterio-venösen Druckgefälles. Da die Absaughöhe auf der venösen Seite unverändert bleibt, wird die gesamte zugesetzte Flüssigkeitsmenge auf die arterielle Seite gepumpt. Dabei wird das Druckgefälle durch eine bestimmte zugesetzte Flüssigkeitsmenge um so mehr gesteigert, je kleiner die Kapazität des arteriellen Gefäßes ist. Im Modell sind Kreislaufzeitvolumen, arterio-venöses Druckgefälle und effektives Flüssigkeitsvolumen proportional (siehe die Abbildung rechts oben).

Als letztes Beispiel sei noch eine Verminderung der Kapazität angeführt, wie rechts unten gezeigt. Ein Stein ist in das Gefäß gelegt worden, es wird mehr Blut angeboten, mehr auf die arterielle Seite gepumpt, das Minutenvolumen wird erhöht.

Die Einstellung des effektiven Blutvolumens ist damit ein wichtiger Vorgang für die Einstellung des HZV. Da das HZV von der Druckdifferenz abhängt, hängt es von der Größe des effektiven Blutvolumens ab gemäß der Beziehung:

$$HZV = \frac{\text{arterio-venöse Differenz}}{\text{Widerstand}}$$

Therapeutische Maßnahmen im Zusammenhang mit dem Blutvolumen muß man sehen als a) Erhöhung der Gesamtblutmenge (diese Aussage ist einfach und klar) und b) als Erhöhung des effektiven Blutvolumens. Das effektive Blutvolumen kann auf Kosten des ineffektiven Blutvolumens erhöht werden, aber natürlich nur bis zu einem gewissen Grade, weil ein Minimum an ineffektiver Blutmenge vorhanden sein muß.

Maßnahmen, die die effektive Blutmenge erhöhen können, sind:

a) Steigerung der Tätigkeit des Herzens
b) Änderung der Kapazität des Gefäßsystems
c) Vergrößerung des Gesamtblutvolumens.

GREEN schätzt das effektive Blutvolumen auf ca. 20% des Gesamtblutvolumens nach der Zahl der Pulsschläge, die notwendig sind, um den arteriellen Druck auf 100 mmHg zu steigern, nachdem vorher das Herz durch Vagusreizung zum Stillstand gebracht wurde. Zu einer ähnlichen Schätzung kamen auch LANDIS und HORTENSTEIN. In eigenen Untersuchungen mit SCHÖDEL sind wir zu einer ähnlichen Größe gekommen, wenn wir nämlich Infusionsversuche an Hunden nach Ausschaltung der Pressorezeptoren durchführten. Dabei steigt das HZV vier- bis fünfmal stärker an als das GBV. Wenn wir annehmen, daß die Hunde nach Ausschaltung der Pressorezeptoren bei der Infusion keine Gefäßreaktion haben, wofür die Konstanz des peripheren Strömungswiderstandes spricht, und wenn wir weiter annehmen, daß das HZV sich proportional dem effektiven Blutvolumen verändert, so würde auf ein effektives Blutvolumen von 20–25% zu schließen sein, da das HZV in unseren Versuchen vier- bis fünfmal stärker anstieg als die zirkulierende Blutmenge.

Kein Zweifel, daß diese Berechnungen problematisch sind, als Schätzungen sind sie aber doch sehr brauchbar. Auch LANDIS meinte schon, daß es gut sei, in dem Begriff effektives Blutvolumen zu denken, auch wenn man es nicht genau messen könne.

Das kapazitive Kreislaufsystem

Das Kreislaufsystem muß in einen arteriellen Teil und in einen kapazitiven Teil, der auch Niederdrucksystem genannt wird, eingeteilt werden. Die Bezeichnung kapazitiver Teil beinhaltet als Aufgabe schon die Veränderung dieser Kapazität. GAUER gibt die Kapazität des arteriellen Systems mit 15% des gesamten Blutvolumens an. Auf den übrigen Kreislauf, dem Niederdrucksystem, entfallen damit 85% des Gesamtblutvolumens. Daß das Niederdrucksystem noch weiter aufgeteilt werden kann in einen capillären, venösen und pulmonalen Teil, sei nur am Rande erwähnt.

Die Größe des ineffektiven Blutvolumens und die Möglichkeit seiner Veränderung hängen eng mit dem kapazitiven Teil des Kreislaufsystems und seinen Eigenschaften zusammen. Das ineffektive Blutvolumen unterscheidet sich quantitativ nicht sehr vom Blutvolumen im kapazitiven Teil, ist aber nicht mit ihm identisch und sollte von ihm unterschieden werden. Eine Verkleinerung der Kapazität des Gefäßsystems führt bei gegebenem Blutvolumen und sonst normaler Kreislaufsituation zu einer Verkleinerung des ineffektiven Blutvolumens und Vergrößerung des effektiven Blutvolumens. Eine Vergrößerung der Kapazität des Niederdrucksystems führt zu einer Verkleinerung der effektiven Blutmenge und damit zu einer Verminderung des Kreislaufminutenvolumens.

Nach den Untersuchungen an Hunden unter schwerer Asphyxie schätzen LANDIS u. Mitarb., daß durch regulatorische Verminderung der Gefäß-

kapazität das ineffektive Blutvolumen um ein gutes Viertel das Gesamtblutvolumens vermindert werden kann. Das ineffektive Blutvolumen beträgt
also ohne regulatorische Anspannung etwa ¾, bei regulatorischer Bean-
spruchung nur noch die Hälfte des Gesamtblutvolumens.

Zusammenfassend kann ich hinsichtlich der Peripherie nun folgendermaßen formulieren: Ein Versagen der Peripherie und damit Versagen des
venösen Rückstromes kann beruhen auf:

a) einem zu kleinen Gesamtblutvolumen,
b) einem zu kleinen effektiven Blutvolumen.

Die Gründe für ein verkleinertes Gesamtblutvolumen sind vielfältig
und brauchen hier im einzelnen nicht genannt zu werden. Ein zu kleines
effektives Blutvolumen kann durch eine geringe Tätigkeit des Herzens
zustandekommen. Dieser Zustand muß unter dem Kapitel Kreislaufversagen
als Folge eines Herzversagens geschildert werden. Ein zu kleines effektives
Blutvolumen kann weiter durch eine Dilatation des kapazitiven Systems
zustandekommen, wodurch das ineffektive auf Kosten des effektiven Blutvolumens vergrößert wird, und schließlich ist das ineffektive Blutvolumen
ebenso wie das effektive Blutvolumen von der Größe des Gesamtblutvolumens abhängig.

II. Kreislaufversagen als Folge eines Herzversagens

Das HZV ist eine Funktion des Schlagvolumens und der Herzfrequenz
gemäß der Beziehung:

$$HZV = SV \times FR$$

Rein formal besteht also eine Proportionalität zwischen dem HZV einerseits und dem SV bzw. der FR andererseits. Physiologisch gesehen ist die
Lage allerdings im Hinblick auf Regulationsvorgänge komplizierter. Das
Schlagvolumen kann durch eine Vergrößerung des venösen Rückstromes
vergrößert werden. In diesem Falle folgt das HZV den Veränderungen des
Schlagvolumens. Es ist auch eine primäre Veränderung des Schlagvolumens
durch eine Veränderung der Tätigkeit des Herzens möglich, z. B. durch eine
Verminderung des systolischen Restvolumens. Dieser Vorgang wird nur
dann auf die Dauer das HZV steigern, wenn gleichzeitig der venöse Rückstrom ansteigt. Ähnliches gilt für die Herzfrequenz. Eine Zunahme der Herzfrequenz kann nur dann effektiv werden, d. h. das HZV zum Ansteigen
bringen, wenn gleichzeitig der venöse Rückstrom ansteigt. Steigt VR nicht
an, sinkt SV ab.

Herzzeitvolumen und Herzfrequenz

Folgende quantitative Überlegung ist für die Frage von Bedeutung, wie sich eine Verminderung der Frequenz unter pathologischen Bedingungen auf das HZV auswirkt. Gehen wir einmal von einem normalen HZV von 4,9 l/min, von einer Herzfrequenz von 70/min und somit von einem Schlagvolumen von 70 ml aus. Unterstellt man, daß das Schlagvolumen um 50% steigen kann, so ergibt sich, daß die Herzfrequenz auf 47/min absinken kann, ohne daß das HZV vermindert wird. Nur wenn man annehmen will, daß eine Steigerung des Schlagvolumens um mehr als 50% möglich ist (dies dürfte nur unter besonderen Umständen für hochtrainierte Leute zutreffen), kann also die Frequenz unter 50/min absinken. Ein stärkeres Absinken vermindert das Kreislaufminutenvolumen. Der Spielraum für die Herzfrequenz nach unten ist also unter diesen quantitativen Überlegungen nicht besonders groß und dürfte bei den meisten Menschen noch geringer sein als in unserem Beispiel errechnet, da ihre Möglichkeit, das SV zu steigern, unter 50% liegt.

Eine zweite quantitative Überlegung sei im Hinblick auf die Bedeutung der Herzfrequenz für eine notwendige Steigerung des HZV angestellt. Unterstelle ich auch hier wieder beim normalen, durchschnittlich trainierten Menschen eine Steigerungsfähigkeit des Schlagvolumens von 50%, so ergibt sich folgende Überlegung. Ausgehend von diesen Normzahlen ergibt sich bei einem HZV von 14,7 l/min (Steigerung auf 300%) und einem Schlagvolumen von 105 ml (Steigerung auf 150%) eine Herzfrequenz von 140/min. Weitere Steigerungen des HZV sind dann ausschließlich von der Möglichkeit einer Steigerung der Herzfrequenz abhängig. Eine Steigerung des SV über 50% ist nur bei trainierten Sportlern zu erwarten. Ein untrainierter Mensch, der Muskelarbeit nicht gewöhnt ist, hängt damit hinsichtlich seiner HZV-Steigerung sehr weitgehend von der Steigerungsmöglichkeit seiner Herzfrequenz ab. Auch das kann für pathologisch physiologische Überlegungen von Bedeutung sein.

Bei einer primären Steigerung der Herzfrequenz wird das HZV aber ganz allgemein nur dann ansteigen, wenn der venöse Rückstrom (Füllungsdruck des Herzens) groß genug ist. Ausgehend von einer Herzfrequenz von 0 (Kreislaufstillstand), steigt sicherlich zunächst mit steigender Herzfrequenz das HZV weitgehend proportional der Herzfrequenz an, bis hinein in den Normbereich. Bei Steigerung der Herzfrequenz über den Normbereich hinaus sinkt wegen des sinkenden venösen Angebotes das Schlagvolumen. Ohne eine gleichzeitige Aktivierung des venösen Rückstromes wird der Füllungsdruck des Herzens kleiner und eine Proportionalität zwischen Herzfrequenz und HZV ist nicht mehr gegeben. Das HZV steigt mit der Herzfrequenz nicht an, ja bei höheren Frequenzen sinkt es sogar ab.

Herzzeitvolumen und Schlagvolumen

Das Schlagvolumen des Herzens wird gemäß den Formulierungen von
Frank, Straub und Starling vom Füllungsdruck des Herzens bestimmt.
Diese Beziehungen werden im Druckvolumen-Diagramm bzw. Arbeits-

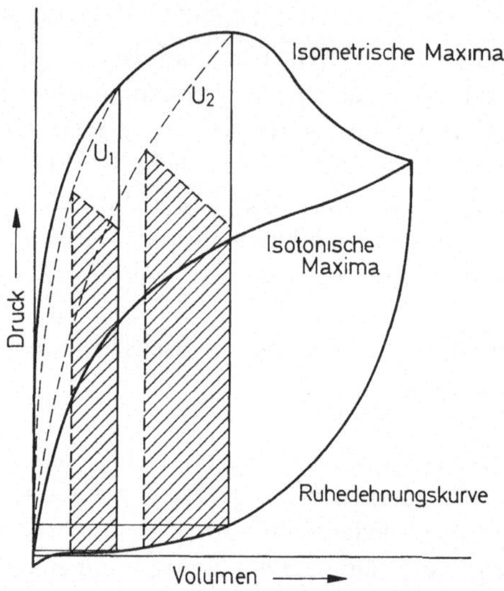

Abb. 2. Frank'sches Arbeitsdiagramm des isolierten Herzens bei verschiedener
Herzfüllung. (Darstellung von Bauereisen)

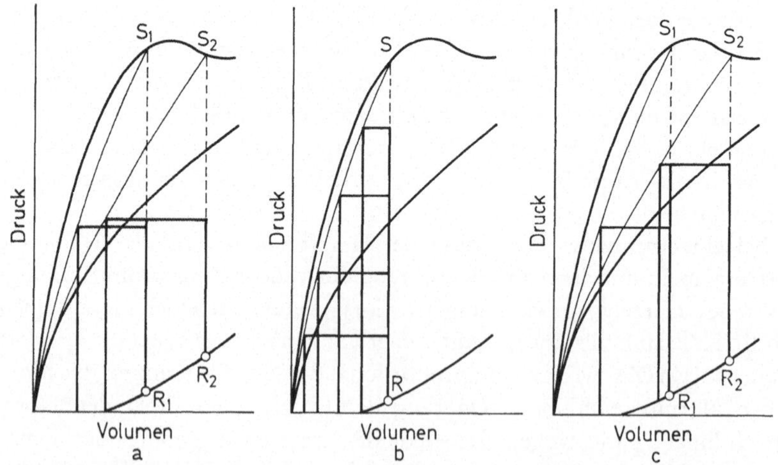

Abb. 3. Arbeitsdiagramme des Herzens unter verschiedenen Bedingungen.
a) Steigerung des Schlagvolumens mit steigender Anfangsfüllung der Ventrikel.
b) Absinken des Schlagvolumens mit steigendem Aortendruck und konstantem
Füllungsdruck. c) Anpassung des Herzens an einen erhöhten Aortendruck mittels
einer Vergrößerung der Anfangsfüllung. (Darstellung von Kramer)

diagramm dargestellt. Die Abbildung zeigt ein solches FRANKsches Diagramm in schematischer Darstellung nach BAUEREISEN (Abb. 2). Man sieht die Ruhedehnungskurve des Ventrikels aufgetragen, sowie die Kurve der isometrischen und isotonischen Maxima. Außerdem sind die konstruierten Kurven der Unterstützungszuckungen U_1 und U_2 für zwei verschiedene Ausgangslagen auf der Ruhedehnungskurve eingezeichnet. Die nächste Abbildung 3, eine schematische Darstellung von KRAMER zeigt, daß bei größerem Füllungsdruck R_2 das Schlagvolumen größer ist als bei dem kleineren Füllungsdruck R_1. Mit sinkendem Füllungsdruck sinkt das Schlagvolumen des Herzens.

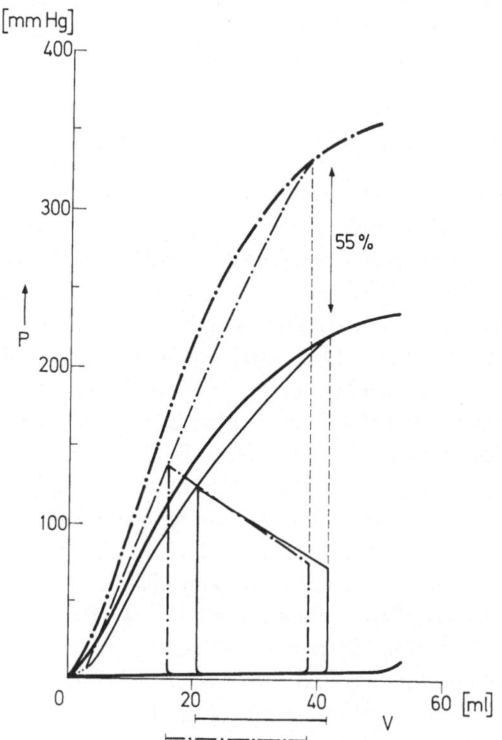

Abb. 4. Halbschematische Darstellung der Druck-Volumenänderungen bei Contractilitätssteigerung durch fortlaufende postextrasystolische Potentiation des linken Ventrikels von JACOB

Welche Beziehung besteht nun zwischen dem Schlagvolumen und dem Aortendruck. Teil b der KRAMERschen Abbildung stellt dar, daß mit steigendem Aortendruck das Schlagvolumen sinkt. Diese Feststellung gilt, solange keine Regulationsmechanismen einsetzen und im Teil c der Abbildung wird dargestellt, daß die Anpassung des Herzens über einen vergrößerten Füllungsdruck erfolgt, eine Anpassung, die aber nur dann möglich ist, wenn der venöse Druck schon ausreicht bzw. unverändert groß ist.

Das Schlagvolumen des Herzens ist außer vom Füllungsdruck und vom Aortendruck weiter noch vom Zustand des Herzens selbst abhängig, von seiner Kontraktilität. Die Kontraktilität kann als Steilheit der Unterstützungskurven im Arbeitsdiagramm beschrieben werden. Ich zeige eine Abbildung von JACOB (Abb. 4). Ein positiv inotroper Einfluß hat in seinen Versuchen die Kontraktilität gesteigert und die Unterstützungskurve nach links verlagert, hat sie versteilert. Bei sogar etwas vermindertem Füllungsdruck wird ein vergrößertes Schlagvolumen gefördert. Alle negativ inotropen Einflüsse verlagern die Unterstützungskurve nach rechts und verkleinern damit das Schlagvolumen.

Beurteilung der Contractilität des Herzens

Welche Faktoren beeinflussen nun die Contractilität des Herzens? Unter normalen Bedingungen und im Sinne einer physiologischen Regulation ist der Tonus des Sympathicus der entscheidende Faktor. Zahlreiche schädigende Noxen können negativ inotrop wirken. Diese Schädigungen können morphologisch oder biochemisch faßbar werden, sich eventuell aber auch nur funktionell darstellen. Das Erfassen einer Contractilitätsstörung ist unter Umständen nicht leicht. Die geschilderte Kurve der Unterstützungszuckung ist nur experimentell brauchbar und auch dann sehr schwierig darzustellen. Die wohl größte praktische Bedeutung hat die Messung der Druckanstiegsgeschwindigkeit im Ventrikel zur Beurteilung der Funktion des Herzens gewonnen. Mit gewissen Einschränkungen liefert sie ein brauchbares Maß für den Parameter Contractilität. Die Einschränkung ist notwendig, weil die Druckanstiegsgeschwindigkeit nicht nur von der Contractilität des einzelnen contractilen Elementes, sondern auch noch von einer Reihe anderer hämodynamischer Parameter abhängig ist. Ich möchte auf diesen Punkt etwas näher eingehen und stütze mich dabei auf gemeinsame Untersuchungen mit MORGENSTERN, ARNOLD und HÖLJES in unserem Düsseldorfer Institut.

Zunächst sei darauf hingewiesen, daß das Maximum der Druckanstiegsgeschwindigkeit nur dann als brauchbares Maß für die Contractilität überhaupt verwendet werden kann, wenn es in die isovolumetrische Phase fällt. Daß das nicht immer der Fall zu sein braucht, zeigt die folgende Abb. 5. Es handelt sich um die schematische Darstellung von Aortendruckkurven und dp/dt-Kurven. Die Abszisse gibt den Zeitmaßstab, die linke Ordinate den Maßstab für die Druckanstiegsgeschwindigkeit und die rechte den für den Aortendruck. Die durchgezogenen Kurven stellen den Ausgangswert dar. Bei einem diastolischen Aortendruck von 106,5 mmHg und einem enddiastolischen Ventrikeldruck von 11 mmHg beträgt das dp/dt_{max} 2500 mmHg/sec und liegt 4 msec vor der Öffnung der Aortenklappe. Nach Isoprenalin (1 γ/kg · min) steigt das dp/dt_{max} beachtlich an, wird aber erst in

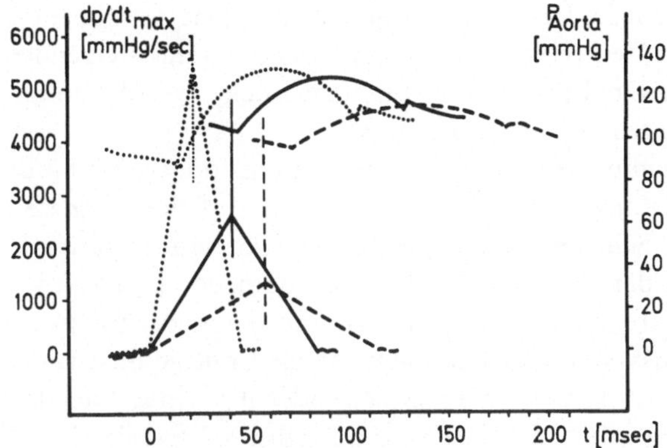

Abb. 5. Schematische Darstellung von Aortendruckkurven und dp/dt-Kurven im linken Ventrikel von narkotisierten Hunden. Durchgezogen dargestellt sind die Ausgangswerte, gestrichelte Werte unter Propranolol bei stabilisiertem Blutdruck (0,2 mg/kg i. v.) und gepunktet dargestellt sind die Werte unter Isoprenalin, ebenfalls mit stabilisiertem Blutdruck (1 γ/kg · min) (von MORGENSTERN, ARNOLD, HÖLJES und LOCHNER)

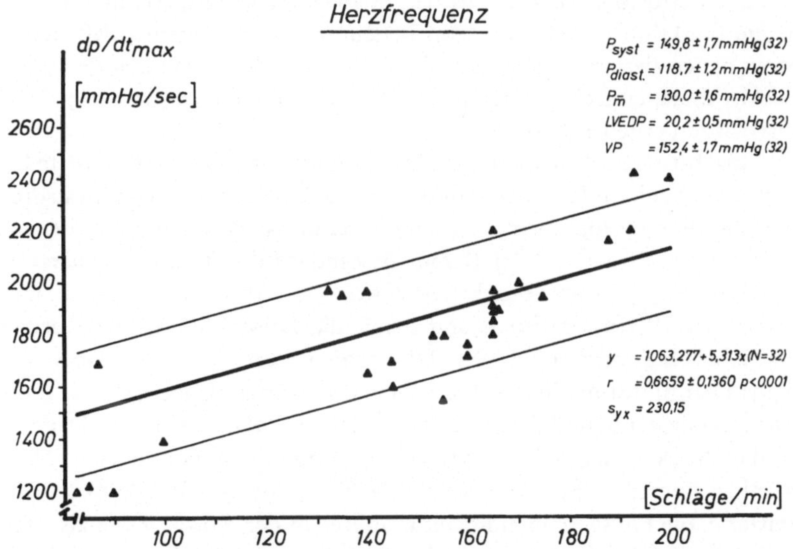

Abb. 6. Abhängigkeit der maximalen Druckanstiegsgeschwindigkeit im linken Ventrikel narkotisierter Hunde von der Herzfrequenz. Die Herzfrequenz wurde durch Vagusreizung verändert. (Untersuchungen von C. MORGENSTERN, G. ARNOLD, U. HÖLJES u. W. LOCHNER.)

der Austreibungsphase erreicht, und zwar 6 msec nach Öffnung der Aortenklappe, siehe die gepunkteten Linien. Unter Propranolol wird dp/dt_{max} kleiner und liegt 19 msec vor Öffnung der Aortenklappe (siehe die gestrichelten Linien).

Die maximale Druckanstiegsgeschwindigkeit ist abhängig vom enddiastolischen Ventrikeldruck in dem Sinne, daß mit steigendem enddiastolischen Ventrikeldruck, sprich Füllungsdruck, das Maximum der Druckanstiegsgeschwindigkeit größer wird.

Das Maximum der Druckanstiegsgeschwindigkeit ist von der Herzfrequenz abhängig, siehe die Abbildung 6. Auf der Abszisse ist die Herzfrequenz in Schlägen/min angezeichnet, sie wurde durch Vagusreizung variiert; auf der Ordinate ist das Maximum der Druckanstiegsgeschwindigkeit aufgetragen und man sieht, daß mit steigender Frequenz das dp/dt_{max} zunimmt. Aussagen über Faktoren, die die Contractilität ändern, sind also nur dann möglich, wenn die Frequenz oder ihre Änderungen als Parameter berücksichtigt wird, da die Frequenz selbst schon die Contractilität verändert.

Contractilität des Herzens und Coronarer Perfusionsdruck

In experimentellen Untersuchungen haben wir in unserem Laboratorium gemeinsam mit Arnold und Morgenstern feststellen können, daß der coronare Perfusionsdruck als solcher, unabhängig vom Durchflußvolumen, für die Funktion des Herzens von Bedeutung ist. Ich meine, daß sich aus diesen neuen Feststellungen über die Bedeutung des coronaren Perfusionsdruckes therapeutische Konsequenzen im Zusammenhang mit dem Kreislaufversagen ergeben könnten.

Zunächst seien die experimentellen Grundlagen, die dieser Feststellung zugrunde liegen, in Kürze geschildert. Ich zeige zunächst die Originalregistrierung eines Experimentes an einem narkotisierten Hund, in dem der Ramus circumflexus und der Ramus descendens der linken Coronararterie mit Hilfe einer Pumpe durchströmt wurden (Abb. 7). Auf diese Weise konnten der Perfusionsdruck und damit die Durchblutung der Coronargefäße beliebig variiert werden. Die Registrierung zeigt von oben nach unten: Den Blutdruck in der Aorta nahe den Aortenklappen, den mittleren Druck in der Aorta und darunter den Druck im linken Ventrikel. Dann folgen die Druckanstiegsgeschwindigkeit dp/dt und der enddiastolische Druck im linken Ventrikel. Es folgen weiter der Perfusionsdruck der linken Coronararterie, die Flußgeschwindigkeit in ml/sec in der Aorta, sowie als letztes die Schlagarbeit elektrisch ermittelt aus der Strömungsgeschwindigkeit in der Aorta und dem Druck in der Aorta. Wie man sehen kann, führt eine Verminderung des coronaren Perfusionsdruckes zu einer Zunahme des enddiastolischen Druckes im linken Ventrikel, zu einer Abnahme der Druck-

anstiegsgeschwindigkeit *dp/dt* im linken Ventrikel und zu einer Abnahme
der Schlagarbeit. Erhöhung des Druckes bewirkt den gegenteiligen Effekt.
Ich weise darauf hin, daß der mittlere arterielle Druck konstant gehalten wird

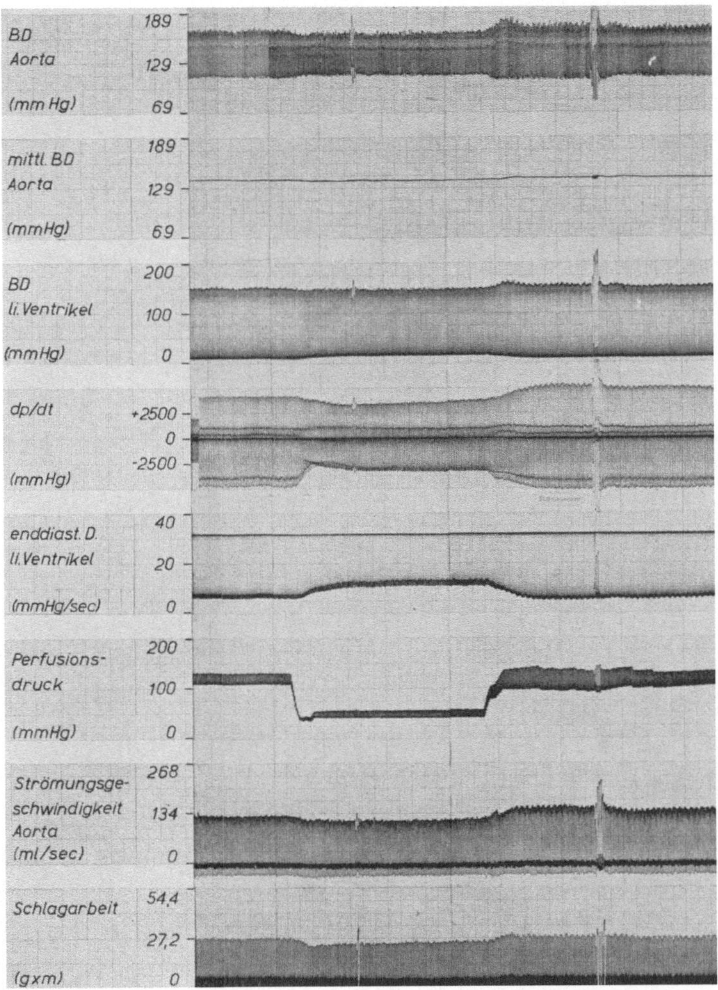

Abb. 7. Originalregistrierung von ARNOLD, LOCHNER und MORGENSTERN. Nar-
kotisierter Hund mit kanulierter, künstlich perfundierter linker Coronararterie.
Von oben nach unten: Blutdruck in der Aorta, mittlerer Blutdruck in der Aorta,
Blutdruck im linken Ventrikel, Druckanstiegsgeschwindigkeit *dp/dt* im linken
Ventrikel, enddiastolischer Druck im linken Ventrikel, Perfusionsdruck der linken
Coronararterie, Strömungsgeschwindigkeit in der Aorta und integrierte Schlagarbeit. Senkung des Perfusionsdrucks führt zu einer Verminderung der Contractilität und Erhöhung des Perfusionsdrucks zu einer Erhöhung der Contractilität
des Herzens

mittels eines Windkessels. Es handelt sich hier um eine Veränderung der Contractilität, eine Veränderung, die allein durch den Perfusionsdruck bedingt ist.

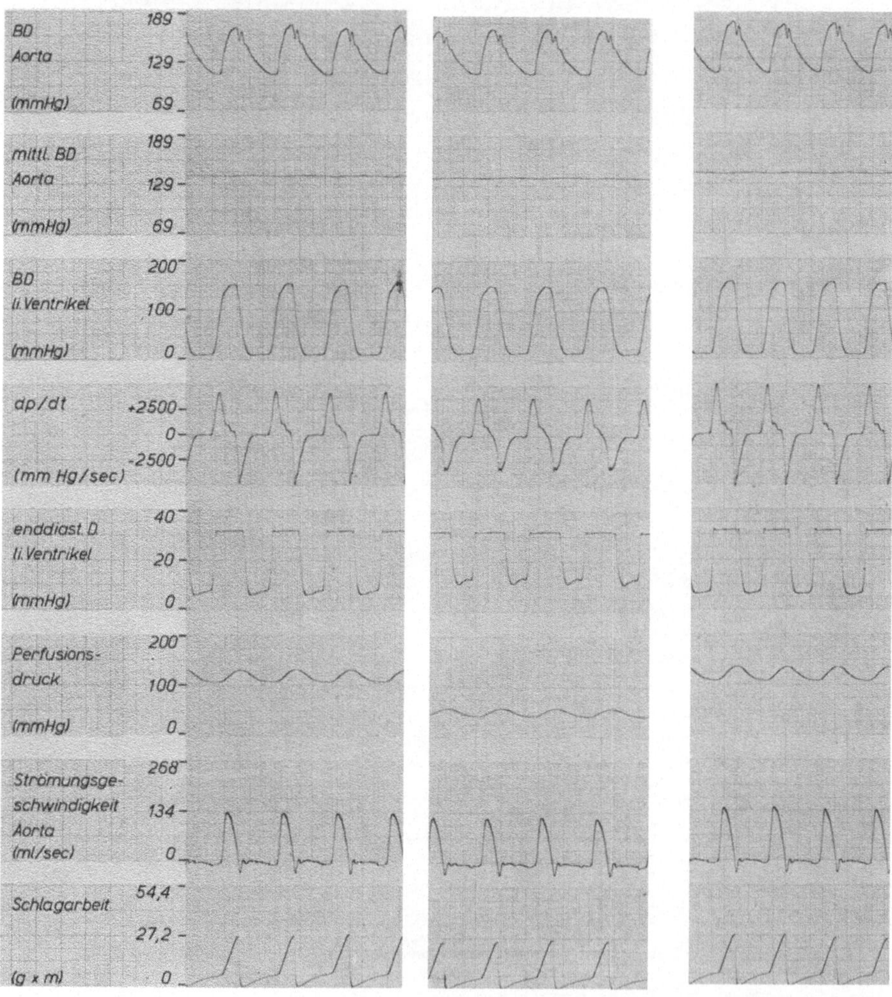

Abb. 8. Derselbe Versuch wie in Abb. 8, jedoch bei schneller Registrierung

Die nächste Abbildung 8 zeigt aus demselben Experiment eine schnelle Registrierung. Auch hier sieht man sehr deutlich bei Senkung des Perfusionsdruckes eine Abnahme von *dp/dt*, eine Zunahme des enddiastolischen Drukkes im linken Ventrikel und eine geringe Abnahme des Schlagvolumens. Einzelne Autoren haben schon früher ähnliche in diese Richtung weisende

Befunde erhoben. Die Befunde wurden dahingehend gedeutet, daß eine bessere Perfusion zu einem verbesserten Stoffwechsel und dadurch zu einer verbesserten Contractilität führt. Wir sind aufgrund unserer Untersuchungen zu einer anderen Auffassung gekommen. Wir haben in Experimenten an isolierten Meerschweinchenherzen den coronaren Perfusionsdruck erhöht und dabei das Perfusionsvolumen konstant gehalten. Man kann dies erreichen

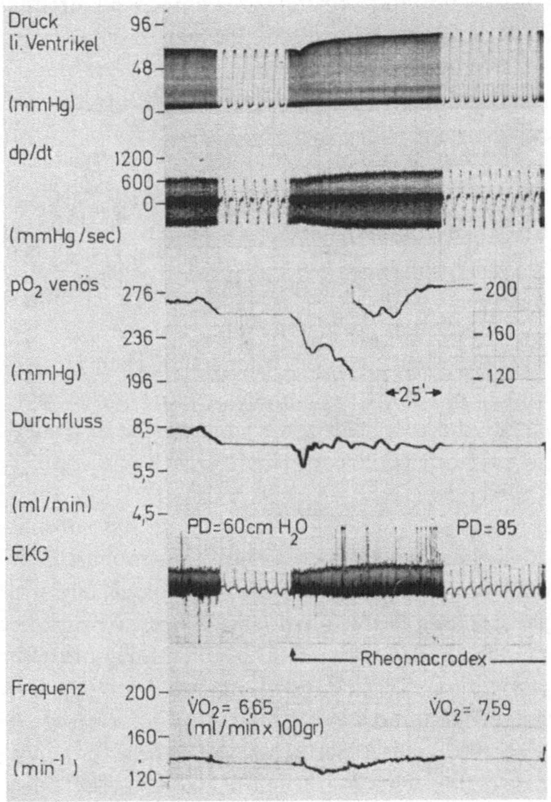

Abb. 9. Originalregistrierung eines Versuches an einem isolierten isovolumetrisch arbeitenden Meerschweinchenherzen. Erhöhung des Perfusionsdrucks ohne Erhöhung des Durchflusses durch Erhöhung der Viscosität der Perfusionsflüssigkeit führt zu einer Zunahme des Spitzendrucks im linken Ventrikel, des dp/dt_{max} und des Sauerstoffverbrauches. (nach ARNOLD et al. 1968)

durch eine Erhöhung der Viscosität der Blutersatzflüssigkeit, die zur Durchströmung des isolierten Herzens benutzt wird. Wir haben zu der Salzlösung, die im allgemeinen für die Perfusion isolierter Herzen benutzt wurde, ein hoch viscöses Dextran zugefügt und die relative Viscosität dadurch von 1,00 auf 1,65 erhöht.

Die nächste Abbildung 9 zeigt die Originalregistrierung eines Experimentes an einem isolierten Meerschweinchenherzen, das isolvolumetrisch arbeitet. Es sind von oben nach unten aufgezeichnet: Der Druck im linken Ventrikel, die Druckanstiegsgeschwindigkeit dp/dt im linken Ventrikel, der Sauerstoffdruck im venösen Perfusat, der Durchfluß durch die Coronargefäße, gemessen mit einer elektromagnetischen Stromuhr und ganz unten die Herzfrequenz. Bei dem Pfeil wurde die Perfusion auf die Lösung mit der höheren Viscosität umgeschaltet: Der coronare Durchfluß blieb unverändert, da der Perfusionsdruck von 60 cm um 25 cm Wasser auf 85 cm gesteigert wurde. Man sieht eine deutliche Zunahme der Druckspitze im linken Ventrikel und der Druckanstiegsgeschwindigkeit. Entsprechend der erhöhten Herzarbeit stieg der Sauerstoffverbrauch von 6,65 auf 7,59 ml/min × 100 g an.

Ich möchte den besonderen Effekt des coronaren Perfusionsdrucks noch weiter an ventriculären Funktionskurven zeigen. Auf der nächsten Abbildung 10 wird die bekannte Abhängigkeit der Schlagarbeit vom enddiastolischen Füllungsdruck dargestellt. Die Schlagarbeit ist auf der Ordinate und der enddiastolische Druck auf der Abszisse aufgetragen. Es wird deutlich, daß die Schlagarbeit nicht nur vom enddiastolischen Druck, sondern auch vom coronaren Perfusionsdruck abhängig ist. Die nächste Abbildung 11 zeigt dasselbe für die maximale Druckanstiegsgeschwindigkeit im linken Ventrikel. Sie ist vom enddiastolischen Druck und vom coronaren Perfusionsdruck abhängig.

Eine Senkung des Aortendruckes und damit des coronaren Perfusionsdruckes hat also einen eindeutigen negativ inotropen Effekt auf das Herz. Ich muß noch anmerken, daß die Abhängigkeit der Contractilität des Herzens vom coronaren Perfusionsdruck (Gartenschlauchmechanismus) im unteren Druckbereich, also etwa unter 80–100 mmHg Mitteldruck besonders deutlich ausgeprägt ist. Wir sind gewohnt, den Aortendruck unter dem Gesichtspunkt einer Belastung bzw. Entlastung des Herzens unter dem Gesichtspunkt der Größe der Herzarbeit zu sehen. Ich muß aus unseren experimentellen Untersuchungen folgern, daß es einen Zustand gibt, z. B. eben den Schock, in dem eine weitere Senkung des arteriellen Druckes für das Herz im Sinne einer Entlastung keine Besserung bringt, sondern wegen der damit verbundenen Minderung der Contractilität verhängnisvoll wirken kann im Sinne eines Circulus vitiosus: Eine weitere Entlastung des Herzens durch Senkung des Druckes bringt das Herz endgültig zum Versagen.

Es gibt nun interessante Ansätze einer Behandlung des Schocks, die bisher einer rationalen Begründung entbehrten, und ich glaube, daß eine solche Begründung jetzt mit dem Gartenschlauchmechanismus gegeben werden kann. Ich meine die Erhöhung des Auswurfwiderstandes des Herzens mittels eines Ballons in der Aorta. Kuhn u. Mitarb. haben 1966 in Tierexperimenten zeigen können, daß eine mechanische Erhöhung des Widerstandes durch

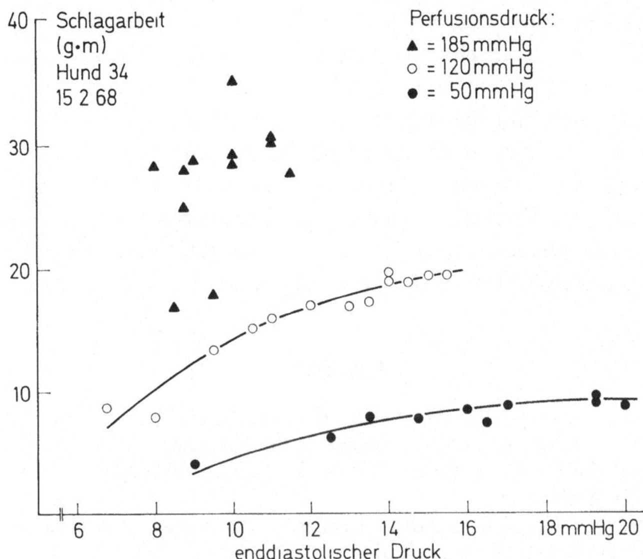

Abb. 10. Messung an einem narkotisierten Hund. Der enddiastolische Druck im linken Ventrikel wurde durch eine schnelle Bluttransfusion in den linken Vorhof gesteigert, bei drei verschiedenen coronaren Perfusionsdrucken. Die linke Coronararterie war kanuliert und künstlich perfundiert. (Versuch von Arnold, Morgenstern u. Lochner)

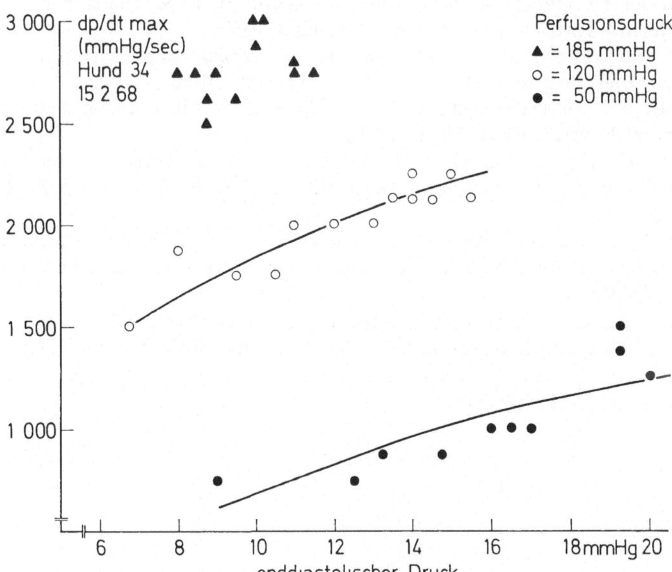

Abb. 11. Bedingungen wie in Abb. 10. Auf der Ordinate ist die maximale Druckanstiegsgeschwindigkeit im linken Ventrikel aufgetragen

Ballon die Funktion des Herzens im Schock nach akutem Infarkt verbessert. Einzelne klinische Beobachtungen mit solchen Ballonmethoden, unter anderem von Kantrowitz, scheinen erfolgversprechend zu sein.

Meine Damen und Herren, es war meine Absicht, die wichtigsten physiologischen Grundlagen darzustellen, die für eine Beschreibung des Zustandes Kreislaufversagen erforderlich sind. Sicherlich ist dieser Zustand kein einheitlicher Zustand, sondern muß hämodynamisch in verschiedene Gruppen aufgegliedert werden. Nur eine sorgfältige Analyse des hämodynamischen Zustandes wird eine erfolgreiche Therapie ermöglichen.

Literatur

Arnold, G., Kosche, F., Miessner, E., Neitzert, A., Lochner, W.: The importance of the perfusion pressure in the coronary arteries for the contractility and the oxygen consumption of the heart. Pflügers Arch. ges. Physiol., **299**, 339 (1968).

Bauereisen, E.: In „Kurzgefaßtes Lehrbuch der Physiologie", herausgegeben von W. D. Keidel. Thieme 1967.

Green, H. D.: In „Medical Physics", **2**, 228, Hrsg. O. Glasser, Chicago 1950.

Jakob, R., Kissling, G., Segara-Domenech, J.: Steigerungsfähigkeit von Kontraktionsgeschwindigkeit und Schlagvolumen durch inotrope Mechanismen beim intakten Herzen in situ. Arch. Kreisl.-Forschg. **57**, 291 (1968).

Kantrowitz, A.: In: Assistierte Zirkulation, S. 35. Hrsg.: F. Loogen, B Bostroem, M. Gleichmann, H. Kreuzer, Stuttgart 1967.

Kramer, K.: Druckvolumendiagramm der Ventrikel mit dynamischen Faktoren der Herztätigkeit im intakten Kreislauf. Bad Oeynhausener Gespräche III. Berlin-Göttingen-Heidelberg: Springer 1959.

Kuhn, L. A.: Mechanical increase of vascular resistance in experimental myocardial infarction with shock. Circulat. Res., **19**, 1086 (1966).

Landis, E. M., Hortenstine, J. C.: Funktional Significance of venous blood pressure. Physiol. Rev., **30**, 1 (1950).

Lochner, W., Schoedel, W.: Die Regulation des Herzzeitvolumens und die Blutfüllung des kleinen Kreislaufs. Pflügers Arch. ges. Physiol., **255**, 327 (1952).

— : Physiologie der Coronardurchblutung als Grundlage für die Beurteilung von Coronardilatatoren. Naunyn-Schmiedebergs Arch. exp. Path. Pharmak., **263**, 127, (1969).

Morgenstern, C., Arnold, G., Höljes, U., Lochner, W.: Die Druckanstiegsgeschwindigkeit im linken Ventrikel als Maß für die Kontraktilität unter verschiedenen hämodynamischen Bedingungen. Pflügers Arch. ges. Physiol., **315**, 173 (1970).

Pharmakologische Grundlagen einer therapeutischen Beeinflussung der Contractilität des Herzens beim Kreislaufversagen

Von **M. Reiter**

Aus dem Institut für Pharmakologie und Toxikologie der Technischen Hochschule München (Direktor: Prof. Dr. M. Reiter)

Die Förderleistung des Herzens ist im wesentlichen durch die drei Faktoren venöser Zufluß, Schlagfrequenz und Kontraktionskraft des Herzmuskels bestimmt. Maßnahmen zur Verbesserung der Contractilität sind angezeigt, wenn ein Kreislaufversagen durch Verminderung der Herzkraft bedingt oder verschlimmert ist. Die Insuffizienz des Herzens kann auf verschiedene Weise behoben werden. Der einzuschlagende Weg wird sich nach der Ursache des Herzversagens zu richten haben.

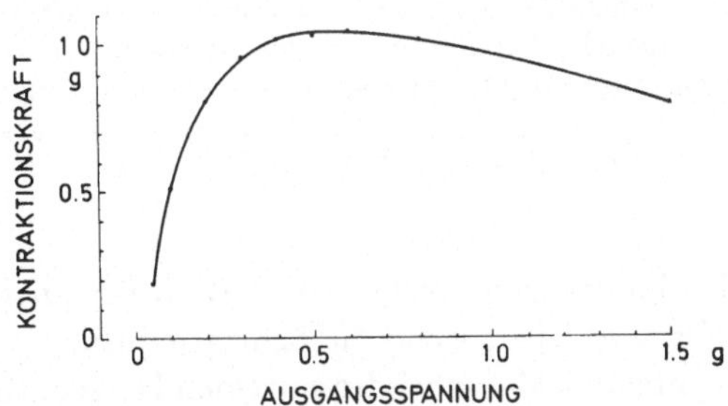

Abb. 1. Abhängigkeit der Contractionskraft des Herzmuskels von seiner Ausgangsspannung. Papillarmuskel des Meerschweinchens, Temp. 35° C, Contractionsfrequenz 1/sec. (M. Reiter: Arzneimittel-Forschung **17**, 1249–1253, 1967)

1. Es gibt zunächst Maßnahmen rein mechanischer Natur, die in Frage kommen, wenn entweder der venöse Zufluß vermindert ist oder das Herz mit einer zu niedrigen Frequenz schlägt. Die Abhängigkeit der Contractilität vom venösen Zufluß bzw. von der durch den Zufluß bedingten Ventrikelfüllung geht aus dem Diagramm der Abbildung 1 hervor, in dem die Contractionskraft in Abhängigkeit von der Ausgangsspannung des Herzmuskels dargestellt ist.

2*

Man sieht, daß bei einer niedrigen Ausgangsspannung, d. h. also bei einer nur geringen Dehnung der Herzmuskulatur, die Contractionskraft sehr gering ist. Sie nimmt erheblich zu, wenn die Ausgangsspannung erhöht wird.

Der Einfluß der Schlagfrequenz auf die Contractilität ist in Abbildung 2 dargestellt. Hier ist das intracellulär abgeleitete Aktionspotential zusammen mit der isometrischen Spannungskurve des Muskels bei verschiedenen Reizfrequenzen registriert. Die mechanische Spannung, die der Muskel bei einer Reizfrequenz 0,5/sec, das sind also 30 Schläge pro min, entwickelt, ist außerordentlich gering, sie nimmt mit Erhöhung der Reizfrequenz zu. Die dargestellten Kurven stammen vom Myocard des Meerschweinchens. Dieselbe Beziehung gilt für alle Warmblüterherzen einschließlich dem des Menschen.

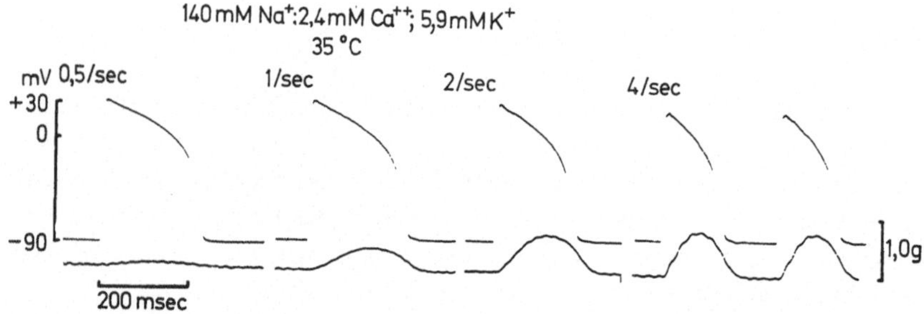

Abb. 2. Einfluß der Schlagfrequenz auf die Contractionskraft und das Aktionspotential des Herzmuskels. Papillarmuskel des Meerschweinchens, Frequenzen von links nach rechts: 0,5/sec; 1/sec; 2/sec u. 4/sec. Vorspannung 0,4 g, Temp. 35° C (nach M. Reiter und F. J. Stickel: Naunyn-Schmiedeberg's Arch. exp. Path. Pharmak. **260**, 432–365, 1968)

Man wird also immer dann, wenn das Herz in der Diastole nicht ausreichend gefüllt ist, oder aber, wenn die Schlagfrequenz zu gering ist, mit einer geringen Kraftentwicklung bei der einzelnen Herzcontraction zu rechnen haben. Die Contractilität wird sich augenblicklich in dem Maße bessern, in dem für vermehrten venösen Zustrom bzw. für eine erhöhte Contractionsfrequenz gesorgt wird.

2. Eine Steigerung der Contractilität des Herzmuskels läßt sich auch durch eine Veränderung der Kationenkonzentrationen im Serum erreichen. Am bekanntesten ist der Einfluß der Calciumkonzentration. Bei Calciumfreiheit des Serums kontrahiert sich der Herzmuskel nicht, obwohl er weiterhin elektrisch erregbar bleibt. Die Kontraktionskraft steigt quantitativ mit der äußeren Calciumkonzentration, wie dies aus Abbildung 3 hervorgeht, in der die Abhängigkeit der Contractionskraft des Herzmuskels von der äußeren Calciumkonzentration für verschiedene Contractionsfrequenzen

wiedergegeben wird. Die Konzentrationswirkungskurve für Calcium bei der Contractionsfrequenz 1/sec wird durch Erhöhung der Reizfrequenz nach links in den Bereich niedrigerer Calciumkonzentrationen und durch eine Verminderung der Reizfrequenz nach rechts in den Bereich höherer Calciumkonzentrationen verschoben. Die Darstellung macht deutlich, daß Calciumionen und Contractionsfrequenz bezüglich ihres Einflusses auf die Contractilität des Myocards synergistisch wirken.

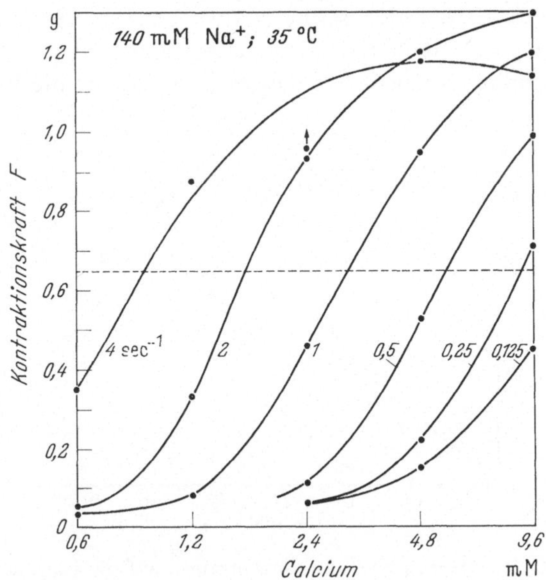

Abb. 3. Contractionskraft des Herzmuskels in Abhängigkeit von der Calciumkonzentration und der Frequenz. Papillarmuskel des Meerschweinchens, Vorspannung 0,4 g, Temp. 35° C (M. Reiter; Naunyn-Schmiedebergs Arch. exp. Path. Pharmak., **254**, 261–286, 1966)

Die Calciumwirkung erfolgt außerordentlich rasch. Leider hält sie in vivo nicht lange an, da eine Konzentrationserhöhung von Calcium im Serum nur relativ kurze Zeit bestehen bleibt.

Die Natriumionen im Serum sind bezüglich der Wirkung auf die Contractilität Antagonisten der Calciumionen. Eine Erhöhung der Natriumionenkonzentration würde also zu einer Verringerung der Contractilität, eine Verminderung der Natriumionenkonzentration bei gleichbleibender Calciumkonzentration aber zu deren Zunahme führen. Dementsprechend wird die Calciumwirkungskurve bei einer Halbierung der Natriumkonzentration nach links verschoben (Abb. 4). Die normale Natriumkonzentration im Serum liegt bei 140 mM. Erhebliche Änderungen dieser Konzentration werden wohl in der Praxis relativ selten auftreten. Dem-

gegenüber sind Änderungen der Kaliumkonzentration, die normalerweise bei ca. 5 mM liegt, eher zu erwarten, weshalb die Frage nach einer
etwaigen Beeinflussung der Contractilität durch Variation der Kaliumkonzentration von größerem praktischem Interesse sein dürfte. Wie entsprechende Versuche zeigen, hat eine Variation der Kaliumkonzentration
zwischen 2,4 und 9,6 mM, d. h. also eine Halbierung bzw. Verdoppelung
der normalen Konzentration, keinen wesentlichen Einfluß auf die Contractilität (siehe Abb. 7 u. 8). Wird die Kaliumkonzentration jedoch unter
2,4 mM reduziert, so treten starke positiv inotrope Effekte auf. Dabei
kommt es zu ventrikulären Spontanerregungen, die zu erheblichen
Tachycardien führen können. Aus diesem Grunde wäre die Verminderung

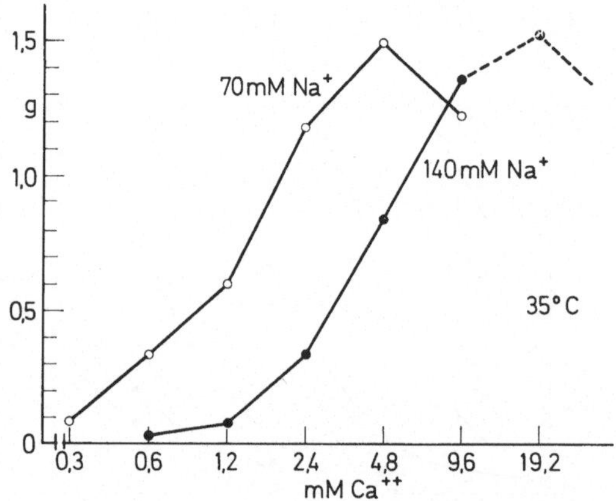

Abb. 4. Einfluß der äußeren Natriumkonzentration auf die Contractionskraft des
Herzmuskels: Verschiebung der Calciumwirkungskurve durch Verminderung der
Natriumkonzentration des Mediums von 140 auf 70 mM bei osmotischem Aus-
gleich durch Saccharose. Reizfrequenz 1/sec, Vorspannung 0,4 g (M. REITER: in
„Pharmacology of Cardiac Function", S. 25–42, Ed. Otto Krayer, Pergamon
Press, Oxford, 1964)

der äußeren Kaliumkonzentration zum Zwecke der Verbesserung der Contractilität eine sehr gefährliche Maßnahme. Ein gewisser Schutz gegenüber
dem Auftreten ventrikulärer Spontanerregungen besteht im allgemeinen,
wenn die Kaliumkonzentration auf 8–9 mM erhöht wird. Ähnliches beobachtet man bei einer Erhöhung der Konzentration freier Calciumionen auf
3–5 mM.

3. Steigerung der Contractilität durch herzwirksame Glykoside. Die An-
wendung herzwirksamer Glykoside führt zu einer länger dauernden Stei-
gerung der Contractilität des Herzens. Die Wirkung ist aufzufassen als eine
Verstärkung der Calciumwirkung. Die Calciumwirkungskurve wird durch
Glykoside nach links verschoben (Abb. 5). Der Synergismus zwischen
Glykosiden und Calcium ist schon lange bekannt. Er führte zu der Auffas-

sung, eine Calciumgabe während der Glykosidwirkung sei ein Kunstfehler. Die Internisten der alten Wiener Schule in den zwanziger Jahren nützten diesen Synergismus auch therapeutisch. Ein solches Vorgehen wird wohl sicher dem Erfahrenen vorbehalten bleiben. Die parallele Verschiebung der Calciumwirkungskurve in Abbildung 5 macht deutlich, daß die absolute Kraftzunahme durch Glykoside im gesamten steilen Bereich der Konzentrationswirkungskurve annähernd gleich groß ist. Es ist deshalb nicht richtig, wenn gesagt wird, die Glykosidwirkung sei abhängig von der äußeren Calciumkonzentration. Selbstverständlich wirken Glykoside nicht, wenn kein Calcium in der extracellulären Flüssigkeit ist, weil der Muskel sich ohne Calciumionen nicht kontrahieren kann. Glykoside werden auch

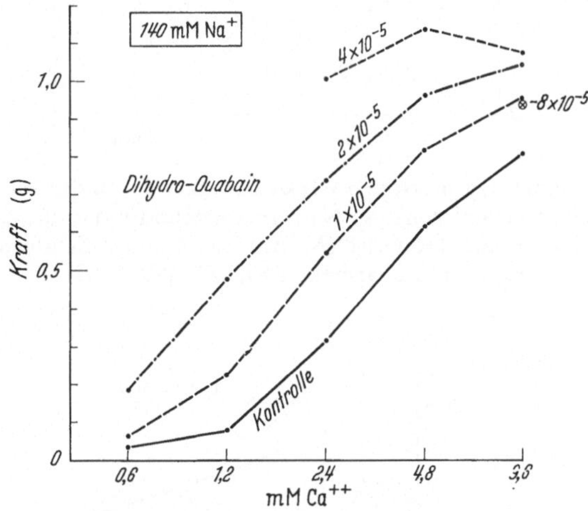

Abb. 5. Wirkung eines Glykosids auf die Contractionskraft des Herzmuskels: Verschiebung der Calciumwirkungskurve unter der Einwirkung von Dihydro-Ouabain in den Konzentrationen 1–4 × 10–⁵ M. Papillarmuskel des Meerschweinchens, Reizfrequenz 1/sec, Vorspannung 0,4 g (M. Reiter: Naunyn-Schmiedeberg's Arch. exp. Path. Pharmak., **245**, 487–499, 1963)

keine positiv inotrope Wirkung verursachen, wenn der Muskel sich mit der ihm möglichen maximalen Kraft kontrahiert, wie zum Beispiel bei sehr hohen Calciumkonzentrationen oder aber, bei niedrigeren Calciumkonzentrationen und entsprechend höheren Frequenzen, gemäß den in Abbildung 3 dargestellten Verhältnissen.

Demgegenüber besteht eine echte Abhängigkeit der Glykosidwirkung von der äußeren Natriumkonzentration. Dadurch unterscheiden sich die herzwirksamen Glykoside von den meisten anderen positiv inotrop wirkenden Substanzen. Die Glykosidwirkung ist nach Halbierung der Natriumkonzentration um mehr als die Hälfte vermindert (Abb. 6). Diese Abhängigkeit der Glykosidwirkung von der äußeren Natriumkonzentration,

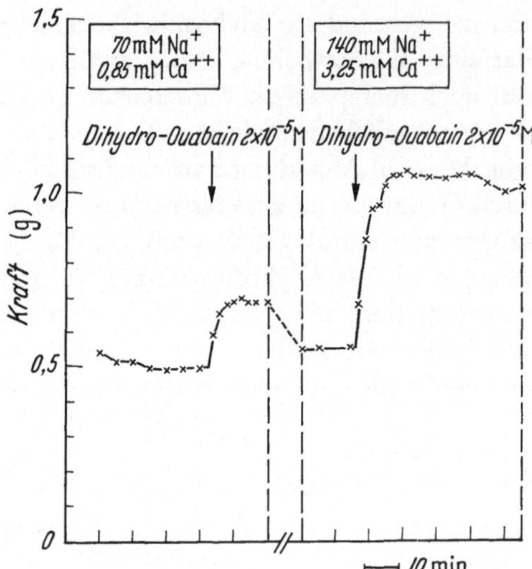

Abb. 6. Abhängigkeit der inotropen Glykosidwirkung von der äußeren Natrium-konzentration. Nach Halbierung der Natriumkonzentration ist die Kraftsteigerung durch das Glykosid stark reduziert (M. Reiter: Naunyn-Schmiedeberg's Arch. exp. Path. Pharmak., **245**, 487–499, 1963)

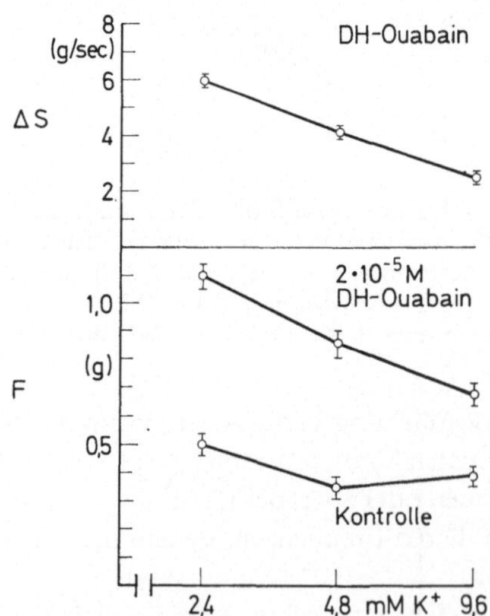

Abb. 7. Hemmung der inotropen Glykosidwirkung durch Erhöhung der äußeren Kaliumkonzentration. unten: Contractionskraft des Papillarmuskels vor und nach Zugabe des Glykosids Dihydro-Ouabain in Abhängigkeit von der Kaliumkonzen-tration. oben: positiv inotrope Wirkung ausgedrückt als Zunahme der Steilheit der isometrischen Contractionskurve. Gemeinsame Abszisse: äußere Kaliumkon-zentration (nach M. Reiter, F. J. Stickel u. S. Weber: Experientia, **22**, 665, 1966)

welche besagt, daß die Calciumwirkungskurve bei verminderter Natriumkonzentration durch Glykoside nur geringgradig nach links verschoben
wird, ist im Hinblick auf den cellulären Wirkungsmechanismus der Glykoside von Bedeutung.

Größere praktische Bedeutung dürfte der gleichfalls bestehenden Abhängigkeit der Glykosidwirkung von der äußeren Kaliumkonzentration
zukommen. Wie aus Abbildung 7 hervorgeht, ist die inotrope Glykosidwirkung (die Zunahme der Kraftentwicklung) umgekehrt proportional zur
äußeren Kaliumkonzentration. Die Bedeutung dieser Beziehung für die
therapeutische Verwendung der Glykoside liegt einmal in der Gefahr des
Auftretens von Vergiftungserscheinungen bei Maßnahmen, die zur Verminderung der Kaliumkonzentration im Serum führen, wie etwa der Verwendung bestimmter Diuretika. Die erhebliche Wirkungsverstärkung der
Glykoside bei Halbierung der äußeren Kaliumkonzentration kann gleich-
bedeutend mit einer Überdosierung sein. Zum anderen eröffnet diese Beziehung aber auch die Möglichkeit, Patienten vor toxischen Erscheinungen
bei der Glykosidtherapie durch Gaben von Kaliumsalzen zu schützen.

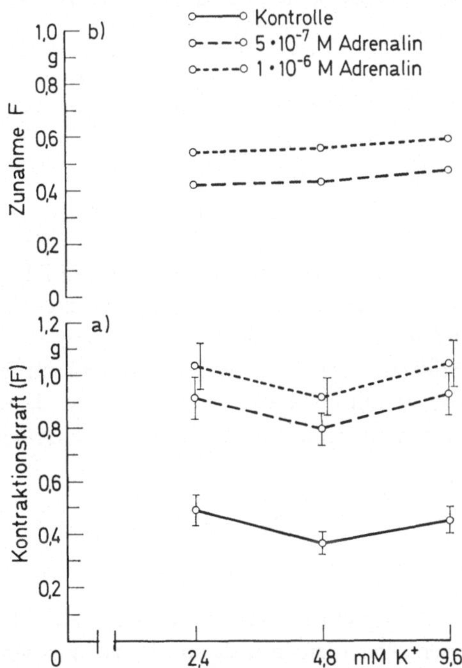

Abb. 8. Unabhängigkeit der positiv inotropen Wirkung des Adrenalins von der
äußeren Kaliumkonzentration. a) Contractionskraft vor und nach Zugabe von
Adrenalin in zwei Konzentrationen (0,5 u. 1,0 × 10⁻⁶ M), b) inotrope Wirkung
ausgedrückt als Zunahme der Contractionskraft. Gemeinsame Abszisse: äußere
Kaliumkonzentration (M. REITER, unveröffentlicht.)

4. Steigerung der Contractilität durch Sympathomimetica. Die sympathomimetisch wirkenden Katecholamine steigern nicht nur die Contractilität, sondern auch die Contractionsfrequenz des Herzens. Die positiv notrope Wirkung der Katecholamine besteht aber auch unabhängig von der Frequenzerhöhung. Diese inotrope Wirkung ist im Gegensatz zu der der Glykoside weder von der äußeren Kaliumkonzentration noch von der äußeren Natriumkonzentration abhängig. Den fehlenden Einfluß einer Variation der Kaliumkonzentration auf die inotrope Adrenalinwirkung zeigt Abbildung 8. Die Sympathomimetica werden dann zur Contractilitätsförderung verwendet werden können, wenn eine gleichzeitig auftretende Frequenzerhöhung und eine mehr oder weniger starke periphere Vasokonstriktion mit Blutdruckerhöhung erwünscht sind. Die körpereigenen Sympathomimetica Noradrenalin und Adrenalin wirken rasch. Bei entsprechender Blutdruckwirkung ist daher mit einer parasympathischen Gegenregulation zu rechnen. Die Wirkung dieser Amine ist relativ kurz, da sie ziemlich schnell aus dem Kreislauf verschwinden, teils, weil sie aktiv in Nervenspeicher aufgenommen werden, teils, weil sie durch Wirkung der O-Methyltransferase an der metaständigen Hydroxylgruppe oder durch oxydative Desaminierung inaktiviert werden:

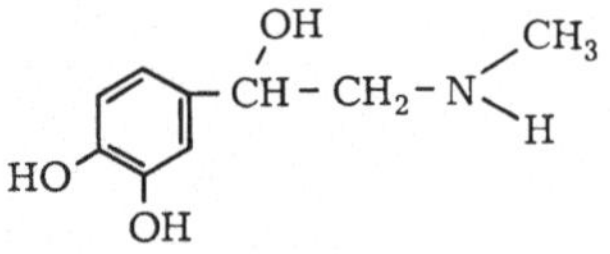

$$
\underset{\text{HO}}{\text{HO}}-\underset{\text{OH}}{\bigcirc}-\underset{\underset{\text{OH}}{|}}{\text{CH}}-\text{CH}_2-\text{N}\underset{\text{H}}{\overset{\text{CH}_3}{<}}
$$

Adrenalin

Die Kenntnis dieser Abbaumechanismen ermöglicht es, Verbindungen zu verwenden, die von den abbauenden Enzymen nicht angegriffen werden können. Dies sind solche, denen die Hydroxylgruppe in Metastellung fehlt und deren dem Stickstoff benachbartes Kohlenstoffatom durch eine Methylgruppe besetzt ist, wodurch die oxydative Desaminierung aus sterischen Gründen gehemmt wird. Eine solche Verbindung ist das Oxyephedrin:

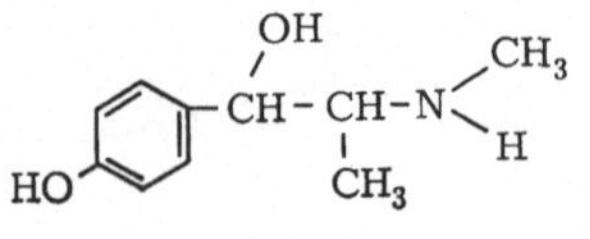

$$
\text{HO}-\bigcirc-\underset{\underset{\text{OH}}{|}}{\text{CH}}-\underset{\underset{\text{CH}_3}{|}}{\text{CH}}-\text{N}\underset{\text{H}}{\overset{\text{CH}_3}{<}}
$$

eine Verbindung, die wesentlich länger wirksam ist als die natürlichen Ausgangsverbindungen. Das gleiche trifft zu für das aus der Ephedra vulgaris stammende Ephedrin:

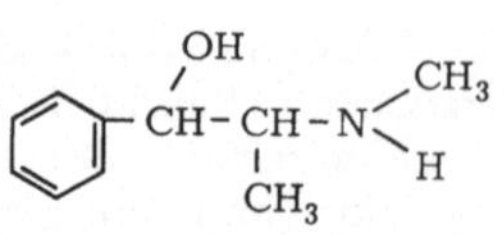

$$
\bigcirc-\underset{\underset{\text{OH}}{|}}{\text{CH}}-\underset{\underset{\text{CH}_3}{|}}{\text{CH}}-\text{N}\underset{\text{H}}{\overset{\text{CH}_3}{<}}
$$

Das Ephedrin wirkt zum großen Teil nicht direkt auf die peripheren Rezeptoren, sondern indirekt über eine Entspeicherung des körpereigenen Noradrenalins aus den Enden der sympathischen Nervenfasern. Die Anwendung solcher indirekt sympathomimetisch wirkenden Verbindungen erscheint mir für die Therapie des Herzens von gewissem Vorteil, da die indirekte Wirkung nicht so abrupt erfolgt wie die direkte und bei ihr die Gefahr einer Überdosierung geringer ist. Die indirekt sympathomimetisch wirkenden Verbindungen kommen für eine Kraftsteigerung des Herzens dann in Betracht, wenn gleichzeitig eine mäßige Blutdrucksteigerung erwünscht ist.

Wir verfügen demnach über ein ganzes Arsenal von Maßnahmen zur Förderung der Contractilität des Herzens. Die einfachsten von ihnen bestehen lediglich darin, die Blutzufuhr zum Herzen und seine Schlagfrequenz auf optimale Werte zu bringen. Andere beruhen auf einer Veränderung der Konzentration einiger Kationen im Serum, vor allem einer Steigerung der Calciumkonzentration. Weiter verfügen wir für eine länger dauernde Steigerung der Contractilität über die herzwirksamen Glykoside, die ihre Wirkung ohne Steigerung des Blutdrucks ausüben und die immer dann, wenn es angezeigt erscheint, unter dem Schutz einer erhöhten Kaliumkonzentration im Serum durch gleichzeitige Zufuhr von Kaliumsalzen angewendet werden können. Schließlich kommen Sympathomimetica in Betracht, Verbindungen, die gleichzeitig die Schlagfrequenz des Herzens und den Blutdruck erhöhen. Dabei ist die Verwendung indirekt wirkender Verbindungen in Erwägung zu ziehen. Die Problematik der Anwendung dieser verschiedenen Maßnahmen besteht im einzelnen in der Analyse des speziellen Charakters und der Genese der gerade zu behandelnden Insuffizienz.

Klinisch-pharmakologische Probleme der Herz-Kreislauftherapie

Von **H. Hochrein**

Aus der III. Med. Klinik des Städt. Rudolf-Virchow-Krkhs. Berlin
(Chefarzt: Prof. Dr. H. HOCHREIN)

Mit der Vielzahl von angebotenen therapeutischen Möglichkeiten können nur wenige cardiovasculäre Störungen beeinflußt werden. Deshalb ist es gut, neben den krankhaften Symptomen auch die gestörte Organfunktion des Kreislaufapparates insgesamt und dabei auch den Wirkungsmechanismus und die Grundstruktur der anzuwendenden Medikamente zu kennen.

Folgende 4 pathologische Faktoren spielen dabei, – und zwar unabhängig von der Pathogenese – eine überragende Rolle:

1. das schwache Herz, also die Herzinsuffizienz;

2. Herzrhythmusstörungen, die bradykard und tachykard, absolut und paroxysmal sein können;

3. der Schock als Folge eines intravasalen Volumenmangels und

4. die Dysregulation oder das Versagen des peripheren Kreislaufs mit Hyper- und Hypotonie.

Neben der möglichen kausalen Beeinflussung ist überwiegend eine symptomatische Therapie gegeben, die um so gezielter und damit allein richtig sein kann, wenn die Symptomatik erkannt und funktionell in das Zusammenspiel und die Wechselwirkungen von Herz und Kreislauf einbezogen ist.

Damit wird aus dem im Grunde beschränkten therapeutischen Rüstzeug, das viele und häufig zu viele Variationsmöglichkeiten gestattet, eine vielseitige Therapie mit einer breiten funktionellen Konsequenz. Digitalis, Volumenersatz, Sympathicomimetica und Antiarrhythmica können als das therapeutische Grundgerüst angesprochen werden.

Digitalis als das Mittel der Wahl bei der Herzinsuffizienz greift zwar vorwiegend am Herzmuskel an und steigert die Kontraktionskraft und damit die Leistungsfähigkeit des geschwächten Herzens, aber es hat damit auch vielseitige therapeutische Konsequenzen. Mit einer Abnahme der Pulsfrequenz verschwindet das Pulsdefizit, der Venendruck, die Kreislaufzeit, das Blutvolumen und das Körpergewicht nehmen ab, das Herzminutenvolumen steigt und damit normalisiert sich der Quotient aus Blutvolumen und HMV. Beachtenswert ist, daß auch ein im Dekompensationszustand erhöhter Blutdruck, unter der verbesserten Lungenfunktion mit Verschwinden einer Hyperkapnie, abnehmen kann [3]. Es ist aber keineswegs so, wie häufig angenommen wird, daß man Digitalis auf alle Fälle – nur auf den Verdacht hin, daß eine Herzschädigung und Herzschwäche vorläge – geben könne, und man sollte sich hüten, ein so potentes Mittel ungezielt anzuwenden. Denn wo Gutes ist, da ist auch Schlechtes in der Arzneimitteltherapie! Und obwohl die Contractionsgeschwindigkeit gemessen nach dp/dt auch des nichtinsuffizienten Herzens stets unter Digitalis ansteigt, wird die normale Funktion des Herzens als Blutpumpe gestört. Es gibt eben auch Herzkranke ohne Herzinsuffizienz, die, wenn man sie digitalisiert, sich schlechter fühlen, und zwar nicht, weil man sie etwa intoxikiert. Sie werden weniger belastungsfähig. Weil das Herz sich diastolisch nur in geringerem Ausmaß füllen kann, ist eine Schlagvolumenzunahme nicht mehr entsprechend möglich. Allein schon bei einer passiven Volumenbelastung durch Kippung mit Kopftieflagerung des im Bett liegenden Patienten steigt der Venendruck nach einer nutzlosen Digitalisierung an, das HMV nimmt in Ruhe unter Digitalis ebenso ab, wie die Kreislaufzeit zunimmt.

Beim akuten Myocardinfarkt liegt sicher neben den anderen Komplikationsmöglichkeiten mehr oder weniger eine latente bis manifeste Herzinsuffizienz vor. In einer Versuchsserie an Hunden konnten wir nach Verschluß der A. coronaria ant. desc. – jeweils eine Herzinsuffizienz erzeugen, die durch Digitalis in jedem Falle günstig zu beeinflussen war [4].

Die Herzschwäche, vor allem beim akuten Herzinfarkt, ausgelöst durch den Ausfall eines mehr oder minder großen ischämischen oder nekrotischen Myokardbezirkes und die entsprechende Überlastung des Restmyokards, kann häufig durch einen gleichzeitig bestehenden hypovolämischen Schockzustand überdeckt und damit latent und kompensiert sein. Durch das verminderte Blutangebot zum Herzen und durch eine evtl. komplizierende Gefäßinsuffizienz mit Hypotonie, kann das Herz im Schock eine Druck- und Volumenentlastung erfahren, die eine vermehrte Be- oder Überlastung des nichtbetroffenen Myokards klinisch nicht in Erscheinung treten läßt.

Die *Behandlung des Volumenmangels* durch Plasmaexpander wird die schockbedingte Entlastung des geschädigten Herzens aufheben und im Falle des Myokardinfarktes bedeutet die Therapie des Schocks dann Erzeugung einer manifesten Herzinsuffizienz, die unbedingt zu digitalisieren ist.

Genauso aber wie Schock und Herzinsuffizienz, als zwei völlig getrennt voneinander verlaufende und oft sich konträr beeinflussende Kreislaufstörungen kombiniert vorkommen können, genauso kann der Schock entweder bereits primär mit einer Gefäßinsuffizienz einhergehen oder aber auch erst secundär über ein Versagen der Vasomotorenregulation in einen Kollaps mit Hypotonie als Komplikation übergehen (Abb. 1). Dann ist neben dem therapeutischen Volumenersatz, etwa durch Macrodex, Rheo-Macrodex, Haemaccel, Human-Albumin oder aber auch bei stärksten Blutverlusten durch Bluttransfusion, auch die Anwendung von peripheren Kreislaufmitteln aus der Reihe der Sympathicomimetica indiziert.

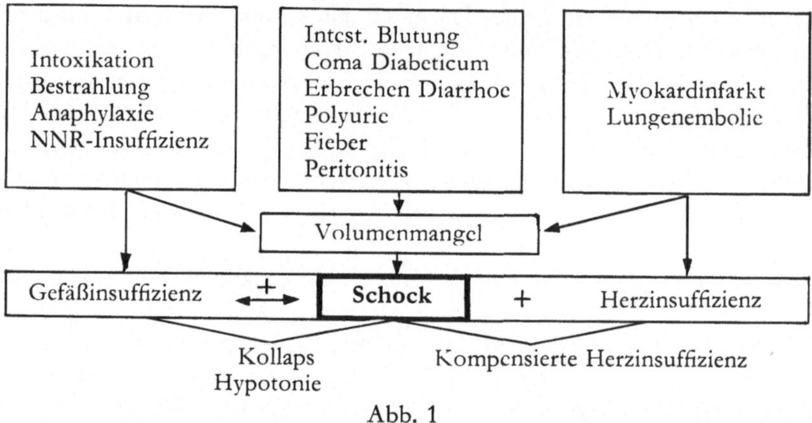

Ursachen und Wechselwirkung des Schocks

Abb. 1

Auch Effortil, ein Sympathicomimeticum aus der Reihe der Monhydroxy-phenyläthylamin-Derivate, kann als Notfallstherapeuticum beim schweren Schock mit Kollaps wertvoll sein (Abb. 2). Im experimentellen Entblutungskollaps beim Hund, wo ca. die Hälfte des Blutvolumens entzogen wurde, bewirkt Effortil (10 mg i. v.) teils über eine Mobilisierung von Reservedepots, teils durch verstärkte periphere Vasoconstriction und sicher im wesentlichen auch durch einen direkt kardial angreifenden positiv-inotropen Effekt, eine Zunahme des Schlagvolumens, der Herzfrequenz, des Herzminutenvolumens, des arteriellen Drucks und des Blutvolumens, die Kreislaufzeit verkürzt sich entsprechend [7].

Während *Sympathicomimetica* beim Schock mit Volumenmangel zwar nicht die adäquate aber zweifellos eine mögliche Notfallstherapie bedeuten können, ist Digitalis beim Schock ohne Herzinsuffizienz – und das sind ja die meisten Schockformen außer beim Myokardinfarkt und bei der Lungenembolie – ebenso überflüssig und z. T. kontraindiziert wie beim gesunden oder kompensierten Herzen. Das geht aus einer Reihe hämodynamischer Messungen und Beobachtungen und mehrerer stoffwechselchemischer Untersuchungen hervor [8].

Die Cardiodepression im Schock kann zwar der bei der Herzinsuffizienz sehr ähnlich sein, abèr ein wichtiger und entscheidender Parameter ist unterschiedlich – nämlich das Herzvolumen. Es nimmt bei der Herzinsuffizienz regelmäßig zu, beim Schock aber durch das verminderte diastolische Volumenangebot endsystolisch und enddiastolisch ab [1].

Auch aus dem intrazellulären myokardischen Kaliumgehalt, der als ein metabolisches Maß für den Belastungs- und Insuffizienzgrad des Herzens zu gelten hat, kann der unterschiedliche Effekt von Digitalis im Schock und bei der Herzinsuffizienz abgelesen werden. Während bei der Herzinsuf-

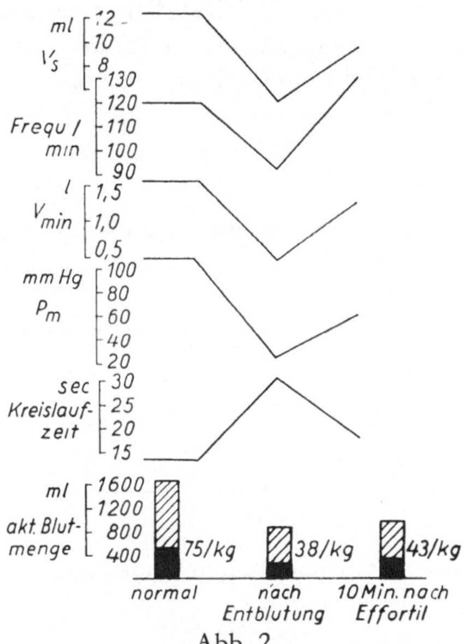

Abb. 2

fizienz unter einer positiven Digitaliseinwirkung der erniedrigte K-Gehalt in den Herzmuskelzellen ansteigt, nimmt im Schock der entlastungsbedingte überhöhte intracelluläre K-Gehalt unter therapeutischen Digitalisdosen ebenso ab wie beim normalen ungeschädigten suffizienten Herzen [3].

Man sollte sich diese Zusammenhänge durchaus überlegen, bevor man in nutzloser und oft schädlicher Weise Digitalis anwendet.

Die Belastung und Hypoxie des Herzmuskels zieht aber nicht nur eine Reihe von biochemischen und damit auch Störungen des Elektrolytstoffwechsels nach sich, es kann das Herz auch auf der anderen Seite durch mancherlei humorale, hormonelle, nephrogene, alimentäre und schließlich auch therapeutische Möglichkeiten exogen durch Elektrolyte je nachdem negativ oder positiv beeinflußt werden [5].

Nach SELYE können experimentell Myokardnekrosen und Herzinsuffizienzen durch einen Überschuß an Natrium, einen Mangel an Kalium und Magnesium, durch Gabe von Nebennierenrindenhormonen und zusätzlich durch Stress-Situationen erzeugt werden. Dabei konnte experimentell genau ermittelt werden, daß 1 meqK bzw. Mg die schädliche Wirkung von 4–8 meq Na kompensieren kann. Daraus und aus vielen anderen Beobachtungen ergeben sich Konsequenzen für die Therapie und Prophylaxe einer Reihe von Herzerkrankungen [9].

Durch tierexperimentelle Befunde konnten auch wir uns von diesen nicht mehr wegzudiskutierenden Mechanismen der *kardialen Elektrolytbeeinflussung* bei Myokardhypoxie, bei Rhythmusstörungen, bei der Herzinsuffizienz und Digitalistherapie überzeugen.

So konnten wir z. B. in einer klinischen Untersuchungsreihe nachweisen und im Grunde dies bestätigen, was GREEF [2] im pharmakologischen Experiment gezeigt hat, daß durch die gleichzeitig perorale Anwendung von Acetyldigoxin zusammen mit K-Mg-Aspartat, die Glykosid-Erhaltungsdosis von im Mittel 0,35 mg/die auf 0,52 mg/die um 50% und der Wirkspiegel

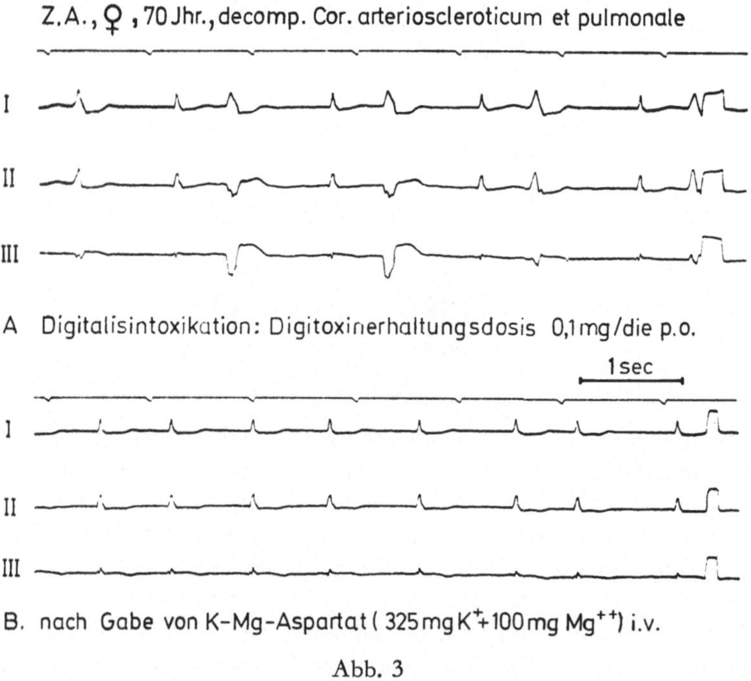

Abb. 3

von 1,21 auf 1,64 mg entsprechend gesteigert werden konnte. Damit kann also die Toxizität von Digitalis gesenkt und die therapeutische Breite erhöht werden, was für den Kliniker ebenso wie für den praktischen Arzt sicher ein dringendes therapeutisches Bedürfnis darstellt. In Abbildung 3 ist dargestellt, wie ein digitalisbedingter Bigeminus durch die intravenöse Zufuhr von K-Mg-Aspartat ad hoc beseitigt werden konnte.

Aber auch nicht digitalisbedingte Herzrhythmusstörungen, wie bei einem akuten Myocardinfarkt, sind durch die Elektrolyttherapie günstig zu beeinflussen. Wenngleich man sich keine Wunderheilungen versprechen darf und selbstverständlich auch Therapieversager vorkommen können, so

Z.E.♀ 67 Jahre, akuter Hinterwandinfarkt
24.8.1969   2:1-Block
I
II
III
Papier-
geschw.
50
mm/sec

13.50 Uhr   AV-Block 1.Grades + kompl. AV-Blockierung
25
14.05 Uhr   + ventr. Extrasystolen
25
14.35 Uhr
25
unter K-Mg-Aspartat-Infusion
14.50 Uhr   Sinusrhythmus (PQ=0,32")
25
indifferente BW-Ableitungen

25.8.1969   Sinusrhythmus (PQ=0,25")
I
II
III
50
mm/sec

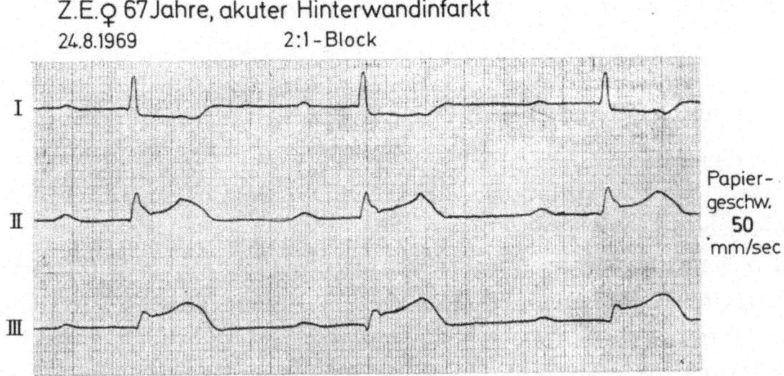

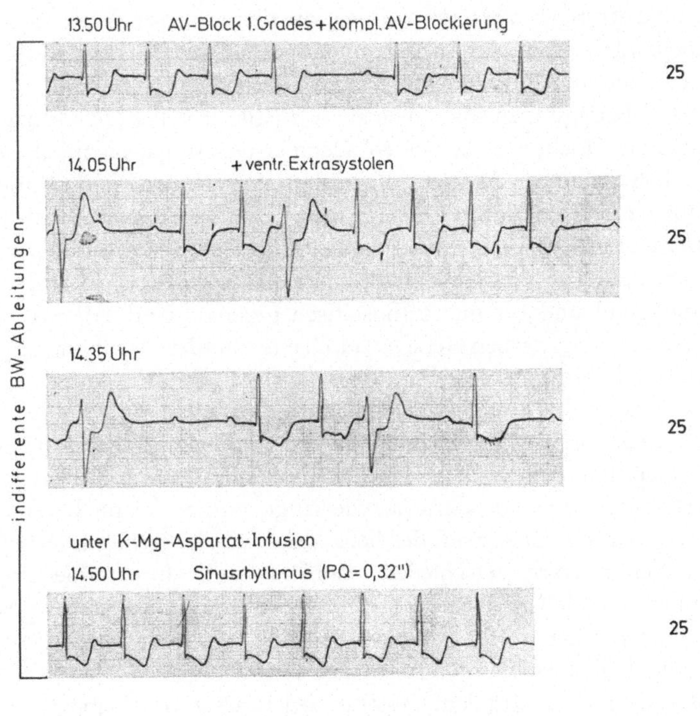

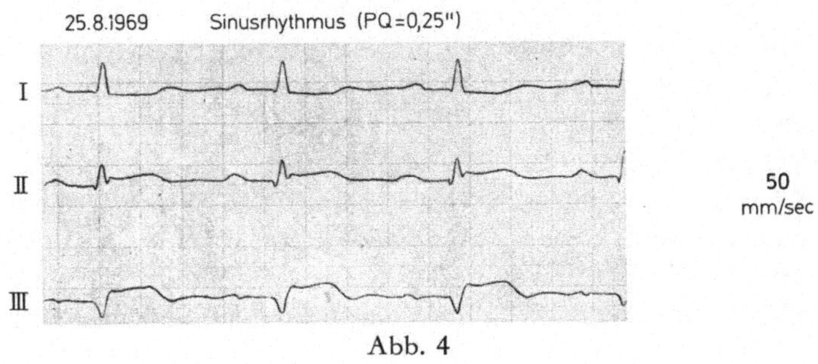

Abb. 4

ist aber doch das Beispiel in Abbildung 4 recht überzeugend. Ein 2 : 1-Block entwickelte sich am ersten Tag der klinischen Behandlung, über einen AV-Block 1. Grades mit intermittierender kompletter AV-Blockierung schließlich bis zum zusätzlichen Auftreten von ventrikulären Extrasystolen. Unter der Infusion mit K-Mg-Aspartat wurde wenig später ein Sinusrhythmus mit einer PQ-Zeit von 0,32 sec und schließlich am nächsten Tag eine annähernde EKG-Normalisierung erreicht.

Ein weiteres therapeutisches Problem, das sich in zunehmendem Maße stellt, ist die *Behandlung des Hochdrucks*. Mit der Beeinflussung des Symptoms Hypertonie durch verschiedene zentral, ganglionär und peripher angreifenden Sympathicolytica können ebenso cardiovasculäre Dysregulationen ausgelöst werden wie durch die antihypertensiv wirksamen Diuretica Elektrolytstörungen auftreten können, die den in dieser Weise sicher sinnvoll behandelten Hypertoniker, unter besonderen Herz und Kreislauf zusätzlich belastenden Bedingungen, auf andere Art gefährden.

Diese Überlegungen sollte man auf alle Fälle anstellen, bevor man einen Patienten mit Hochdruck behandelt. Denn erstens ist gar nicht jeder Hypertoniker behandlungsbedürftig – oft genügt eine salzarme und calorienarme Diät, einen erhöhten Blutdruck zu normalisieren. Zweitens werden vor allem bei fixierten renalen und renalisierten Hypertonikern durch antihypertensive Medikamente erhebliche Nebenwirkungen erzeugt, aber der Blutdruck nur unbefriedigend und oft nur orthostatisch gesenkt. Und drittens kann es vor allem bei sklerotischen Gefäßen durch eine Blutdrucksenkung zu gefährlichen Durchblutungsstörungen, besonders im Gehirn, kommen. Wird aber nun ein antihypertensiv behandelter und optimal eingestellter Hypertoniker einer voraussehbaren Kreislaufbelastung, z. B. einer Narkose und einer Operation zugeführt, so taucht die Frage auf, soll man mit der Therapie aussetzen und wenn ja, wie lange vorher. Denn bereits schon durch die Narkose ist sowohl der behandelte wie der unbehandelte Hypertoniker sicher durch verschiedene Einflüsse und zu verschiedener Zeit ganz unterschiedlich gefährdet [6]. Einer Gefäßinsuffizienz sind sympathicolytisch vorbehandelte Hypertoniker besonders ausgesetzt und man muß in solchen Fällen wählen zwischen der rechtzeitigen Unterbrechung der Hochdrucktherapie oder dem substitutiven Einsatz von Sympathicomimetica. Da aber während einer anschließenden Operation und in der postoperativen Periode noch weitere Schwierigkeiten einer Volumen- und Gefäßregulation dazukommen, erscheint die endogene Adaptations- und Steuerungsmöglichkeit des nicht unter dem Einfluß diverser antihypertensiver Mechanismen stehenden Hypertonikers doch günstiger.

Bei Anwendung von noradrenalinverdrängenden oder -ersetzenden Medikamenten wie Serpasil oder α-Methyldopa, hat 3–4 Tage nach Absetzen des Präparates der Blutdruck im allgemeinen wieder den unbehandelten Ausgangswert erreicht. Bei Kombinationspräparaten mit Ganglienblockern oder adrenergen Neuronenhemmern, kann die Sympathicusschwäche unter Umständen, je nach der angewandten Dosis, mehrere Wochen nachwirken.

Eine gemeinsame Beurteilung cardiovasculärer Störungen, der therapeutischen Möglichkeiten und auch der durch die Therapie bestehenden Gefahren kann uns die klinische Pharmakologie liefern, wenn experimentelle Ergebnisse und Beobachtungen und Untersuchungen am Krankenbett zu einer praktischen Synthese werden. Bei allen therapeutischen Überlegungen aber müssen die natürlichen Regulationsmöglichkeiten und Heilungstendenzen des Organismus mit einkalkuliert und dürfen keinesfalls ausgeschaltet werden. Da oft die verhängnisvolle Vorstellung besteht „Viel hilft viel", muß man gerade in der Behandlung akut schwerkranker Patienten darauf hinweisen, daß die Therapie nur unterstützen kann. Der Grundsatz „weniger ist mehr" sollte stets Berücksichtigung finden. Denn leider gibt es darüber keine Statistiken, wann des Guten ist zuviel getan!

Literatur

1. BUGGE-ASPERHEIM, B., KJEKSHUS, J.: Effects of prolonged hypotension on myocardial function in dogs. Scand. J. clin. Lab. Invest. **21**, 145 (1968).
2. GREFF, K., KNIPPERS, R.: Arzneimittel-Forsch. **14**, 1188 (1964).
3. HOCHREIN, H.: Experimentelle und klinische Gesichtspunkte zur Digitaliswirkung. Münchn. med. Wschr. **111**, 1294 (1969).
4. — Experimenteller Koronarverschluß-Schock und Herzinsuffizienz. In: HEILMEYER u. HOLTMEIER: Herzinfarkt und Schock. VI. Symposion, Freiburg, Stuttgart: Thieme-Verlag 1969.
5. — Neue Gesichtspunkte in der Therapie der Herzinsuffizienz unter Berücksichtigung des Elektrolytstoffwechsels. Ärztl. Fortbild. **17**, 62 (1969).
6. — Hochdrucktherapie und Narkose. Med. Welt **20** (N.F.): 1884 (1969).
7. KLÜTSCH, K., HOCHREIN, H., HEIDLAND, A., SUCHAN, P.: Sympathicomemitische Kreislaufreaktion im Entblutungskollaps beim Hund und ihr Einfluß auf das Elektrokardiogramm. Z. Kreisl.-Forsch. **51**, 602 (1962).
8. KRÄMER, K., KULT, J., HOCHREIN, H.: Die Wirkung therapeutischer Strophanthin-Dosen auf den myokardialen Elektrolytstoffwechsel im hämorrhagischen Schock. Z. Kreisl.-Forsch. (im Druck).
9. SELYE, H.: Elektrolyte, Stress und Herznekrose. Basel-Stuttgart: B. Schwabe-Verlag 1960.

Beziehungen zwischen postoperativem Wasserhaushalt und Lungenfunktion

Von **J. P. Gigon, P. Geering, J. P. Evard** und **F. Enderlin**

Aus der Chirurgischen Universitätsklinik Basel
(Vorsteher: Prof. Dr. M. ALLGÖWER)

Der postoperative Flüssigkeitsersatz nach Wahleingriffen mit unkompliziertem Verlauf und die langdauernde parenterale Substitutionstherapie von Wasser, Elektrolyten, stickstoffhaltigen Produkten und Calorien sind bereits Gegenstand zahlreicher Veröffentlichungen gewesen. Heutzutage bestehen klare, allgemein anerkannte Richtlinien [6, 8], die wesentlich dazu beitragen, die postoperative Überlebensrate bei Risikopatienten zu steigern. Immerhin gibt es noch häufig Situationen, bei welchen die bewährten, standardisierten Regeln der Flüssigkeitssubstitution nicht erlauben, den Patienten in einem vitalen Gleichgewicht zu halten. Diese Feststellung veranlaßte uns, den jetzigen Stand des Flüssigkeitsersatzes neu zu prüfen und nach weiteren Therapiekriterien zu suchen.

Weil die Störungen des Wasserhaushaltes alle drei Kompartimente betreffen können, in welchen die kostbare Flüssigkeit verteilt ist, sollen sie hier kurz besprochen werden:

1. *Das intravasale Volumen* ist dank der Radioisotopen-Verdünnungsmethode eine routinemäßig bestimmbare Größe, die zusammen mit anderen Meßwerten – Blutdruck, Puls, Zentralvenendruck – zu einem besseren Verständnis allfälliger Kreislaufstörungen geführt hat.

2. *Das extrazelluläre Volumen* läßt sich theoretisch auch bestimmen (Inulin-, Thiosulfatmethode). Der Hämatokritwert ist jedoch ein einfacherer Indikator akuter Änderungen des extracellulären Flüssigkeitsvolumens. Der intravasculäre Anteil der extracellulären Flüssigkeit, das Plasma, wird ebenfalls beansprucht, wenn das interstitielle Wasser als Folge einer Sequestration wie bei Peritonitis, Prankreatitis, Ileus reduziert wird. Dieses Phänomen unterzieht sich einer bestimmten Regelmäßigkeit, die wir hier kurz darstellen möchten:

Wenn der Patient in unsere Behandlung kommt, hat sich bereits ein neues Gleichgewicht entwickelt: z. B. ist infolge der Sequestration von extracellulärer Flüssigkeit beim Ileus der Hämatokrit von 45% auf 55% angestiegen. Wie der funktionsfähige extracelluläre Raum ist das Plasmavolumen zusammengeschrumpft. Quantitativ beurteilt, heißt Zunahme des Hämatokrits von 45% auf 55% wohl Abnahme des Plasmavolumens von 55% auf 45% bzw. von 550 ml/l auf 450 ml/l. Dies bedeutet aber keineswegs einen Verlust von 100 ml Plasma pro Liter, weil der neue Hämatokritwert auf das neue Verhältnis zwischen Erythrocyten und Plasma bezogen ist.

Wenn $\quad c_1 = $ Soll-Hämatokrit in %

$\qquad c_2 = $ Ist-Hämatokrit in %

$\qquad P_1 = $ Soll-Plasmavolumen in %

$\qquad P_2 = $ Ist-Plasmavolumen in %

$\qquad B_1 = $ Soll-Blutvolumen $= 100\%$

$\qquad B_2 = $ Ist-Blutvolumen

ist $\quad$ 1. $\quad P_1 = B_1 - c_1$

und $\quad$ 2. $\quad B_1 \cdot c_1 = B_2 \cdot c_2$

weil in beiden Situationen die Erythrocyten-Menge gleich geblieben ist.

aus $\quad$ 2. $\quad B_2 = \dfrac{B_1 \cdot c_1}{c_2}$

$\qquad$ 3. $\quad \mathrm{d}P = P_1 - P_2 = B_1 - B_2 = B_1 - \dfrac{B_1 \cdot c_1}{c_2}$

$$\frac{\mathrm{d}P}{P_1} = \frac{B_1 - \dfrac{B_1 \cdot c_1}{c_2}}{B_1 - c_1} = \frac{100 - \dfrac{100 \cdot c_1}{c_2}}{100 - c_1}$$

$$\frac{\mathrm{d}P}{P_1} = \frac{100}{100 - c_1} \cdot \frac{c_2 - c_1}{c_2}$$

$\qquad$ 4. $\quad$ Extracelluläre Flüssigkeit (ECF) $= 20\%$ vom Körpergewicht (KG).

$$\mathrm{d}ECF = \frac{20 \cdot KG}{100 - c_1} \cdot \frac{c_2 - c_1}{c_2}$$

Beispiel: $KG = 70$ kg

$\qquad c_1 = 45\%$

$\qquad c_2 = 55\%$

$$\mathrm{d}ECF = \frac{20 \cdot 70}{100 - 45} \cdot \frac{55 - 45}{55} = 4{,}6\ \mathrm{l}$$

Auf dieser Basis läßt sich das in Abb. 1 dargestellte Diagramm aufbauen: quantitative Veränderung der extracellulären Flüssigkeit in Litern (Ordinate) als Funktion des Hämatokritwertes in % (Abszisse). Bei einer Zunahme des Hämatokrits von 45% auf 55% trifft das durch 55% gezogene Lot die 45%-Referenzkurve. Von diesem Kreuzpunkt aus ergibt eine nach links horizontal gezogene Linie das Defizit von 4,6 Litern ECF auf der Ordinate.

Kurz zusammengefaßt entspricht beim Erwachsenen eine Zunahme des Hämatokrits um $+1\%$ einer Abnahme der extracellulären Flüssigkeit um ein Pfund.

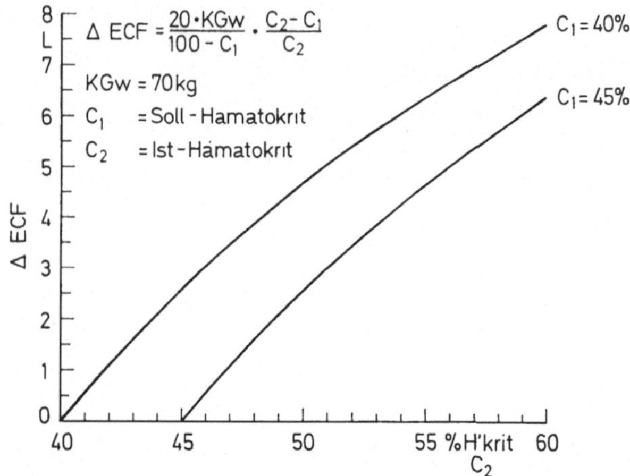

Abb. 1. Quantitative Veränderung der extracellulären Flüssigkeit in Litern (Ordinate) als Funktion des Hämatokritwertes in Prozent (Abszisse). Bei einer Zunahme des Hämatokrits von 45 % auf 55 % trifft das durch 55 % gezogene Lot die 45 %-Referenzkurve. Von diesem Kreuzpunkt aus ergibt eine nach links horizontal gezogene Linie das Defizit von 4,6 Litern ECF auf der Ordinate

3. Das *intracelluläre Volumen* ist nur indirekt zugänglich, indem wir die Differenz des gesamten Körperwassers und des extracellulären Wassers bestimmen. Dazu wird Tritium- oder Deuterium-markiertes Wasser verwendet. Leider kommt auch diese Methode für alltägliche, klinische Belange nicht in Frage.

Die *Serum-Natrium-Konzentration* als hauptsächlicher Bestandteil der gesamten extracellulären Osmolalität wird als repräsentativ dafür betrachtet. So entsprechen seine Konzentrationsschwankungen vielmehr dem Hydratationszustand als dem absoluten Natriumbestand des Organismus. Der Natriumwert ist definitionsgemäß eine *Konzentration*, die in mval Natrium pro Liter Wasser angegeben wird. Änderung dieser Größe kann ebenso durch Änderung der gelösten Natriummenge als durch Änderung des Lösungsvolumens bedingt sein. Bei konstanter Natriummenge sind die Schwankungen des Serum-Natrium-Gehaltes durch Änderung des Gesamtkörperwassers bedingt, das sich beidseits der Zellmembran im Prinzip gleich verhält. So bedeutet eine Hypernatriämie meistens Wasserverarmung und eine Hyponatriämie Überhydrierung.

Aus diesen Überlegungen lassen sich Wasserüberschuß und -defizit anhand der Natriumkonzentration berechnen [6].

Wenn W = Körperwasser in l
$\quad$ Na = Serumnatrium in mVal/l
$\quad\quad$ 1 = Vorwert (Soll-Wert)
$\quad\quad$ 2 = Endwert (Ist-Wert)

gilt bei konstantem Natriumbestand folgende Gleichung:

1. $\mathrm{Na_1} \cdot W_1 = \mathrm{Na_2} \cdot W_2$

$$W_2 = \frac{W_1 \cdot \mathrm{Na_1}}{\mathrm{Na_2}}$$

2. $\mathrm{d}W = W_2 - W_1 = \dfrac{W_1 \cdot \mathrm{Na_1}}{\mathrm{Na_2}} - W_1 = \dfrac{W_1}{\mathrm{Na_2}} (\mathrm{Na_1} - \mathrm{Na_2})$

Weil $W_1 = 60\%$ vom Körpergewicht G_1 läßt sich folgende bekannte Beziehung ableiten:

$$\mathrm{d}W = \frac{3 \cdot G_1}{5 \cdot \mathrm{Na_2}} (\mathrm{Na_1} - \mathrm{Na_2})$$

Beispiel: $\quad G_1 = \quad$ 70 kg

$\quad\quad\quad\quad \mathrm{Na_1} = $ 140 mVal/l
$\quad\quad\quad\quad \mathrm{Na_2} = $ 170 mVal/l (entsprechend einer Serumosmolalität von ca. 355 Osm/L)

$$\mathrm{d}W = \frac{3 \cdot 70}{5 \cdot 170} (140\text{–}170) = -7{,}4 \text{ kg}$$

(wenn $G_1 = 78$ kg, beträgt $\mathrm{d}W$ —8,2 kg).

Nachteile dieser Formel sind:

1. Die Berücksichtigung eines einzigen Bestandteiles der gesamten Serumosmolalität.

2. Das Einsetzen eines hypothetischen, deshalb meistens falschen Wertes für das Ausgangskörpergewicht. Die Schwierigkeit besteht darin, daß wir einerseits mit dem üblichen prozentualen Wasseranteil ($= 60\%$) eines unbekannten Sollkörpergewichtes und andererseits mit dem unbekannten prozentualen Wassergehalt eines wohl bestimmbaren Körpergewichtes rechnen müssen.

Diese Nachteile können mit folgender Formel eliminiert werden, in welcher die Serumosmolalität anstelle der Serum-Natrium-Konzentration verwendet wird.

Wenn $\quad o_1 =$ Soll-Osmolalität in mOsm/kg

$\qquad o_2 =$ Ist-Osmolalität in mOsm/kg

$\qquad W_1 =$ Soll-Körperwasser in kg

$\qquad W_2 =$ Ist-Körperwasser in kg

$\qquad G_1 =$ Soll-Körpergewicht in kg (unbekannt)

$\qquad G_2 =$ Ist-Körpergewicht in kg

gelten unter Annahme einer Isotonie der Lösungen auf beiden Seiten der Zellmembran folgende Gleichungen:

1. $\quad o_1 \cdot W_1 = o_2 \cdot W_2$

2. wo $\quad W_1 = \dfrac{3\,G_1}{5}$

aus 1. und 2. $\quad W_2 = \dfrac{3\,o_1 \cdot G_1}{5\,o_2}$

3. $\quad \mathrm{d}W = dG = W_1 - W_2 = G_1 - G_2$

$$\frac{3\,G_1}{5} - \frac{3\,o_1\,G_1}{5\,o_2} = G_1 - G_2$$

$$G_1 = \frac{5\,o_2\,G_2}{3\,o_1 + 2\,o_2}$$

$$dW = G_1 - G_2 = \frac{5\,o_2\,G_2}{3\,o_1 + 2\,o_2} - G_2\,\frac{3\,o_1 + 2\,o_2}{3\,o_1 + 2\,o_2}$$

$$\mathrm{d}W = 3\,G_2\,\frac{o_2 - o_1}{3\,o_1 + 2\,o_2}$$

Beispiel: $\quad G_2 = 70$ kg

$\qquad\qquad o_1 = 295$ mOsm/kg

$\qquad\qquad o_2 = 355$ mOsm/kg

$$\mathrm{d}W = 3 \cdot 70\,\frac{355 - 295}{885 + 710} = 7{,}9 \text{ kg}$$

Dieses Resultat entspricht dem nach der Na-Formel berechneten Wasserdefizit.

Auch diese Formel läßt sich auf ein Koordinaten-System übertragen (Abb. 2):

Wasserdefizit in Litern (Ordinate) als Funktion der Serumosmolalität in mOsm/kg (Abszisse). Das durch 355 mOsm/l gezogene Lot trifft auf die schräge Osmolalität-Referenzlinie. Von diesem Kreuzpunkt aus ergibt die nach links horizontal gezogene Linie ein Wasserdefizit von 7,9 l auf der Ordinate.

Die erwähnten Formeln erlauben, einen Wassermangel oder -überschuß genauer zu erfassen als eine klinische Beurteilung es gestatten würde. Wir vertreten jedoch nicht die Meinung, daß die damit errechneten Korrekturen in jedem Fall vorgenommen werden müssen. Vorerst ist der zeitliche Faktor in den Formeln nicht enthalten: die Geschwindigkeit und Intensität des Flüssigkeitsersatzes oder Entzuges sollen von Fall zu Fall angepaßt werden. Die Dosierung erfolgt schließlich anhand von dreierlei Kriterien:

1. Laboruntersuchungen: Hämatokrit, Serumnatrium, Serumosmolalität, Blutvolumen, Körpergewicht, resp. Bilanzen.

2. Übliche, für den großen Kreislauf repräsentative Kriterien wie Puls, periphere Durchblutung, Blutdruck, Nierenfunktion, zentraler Venendruck.

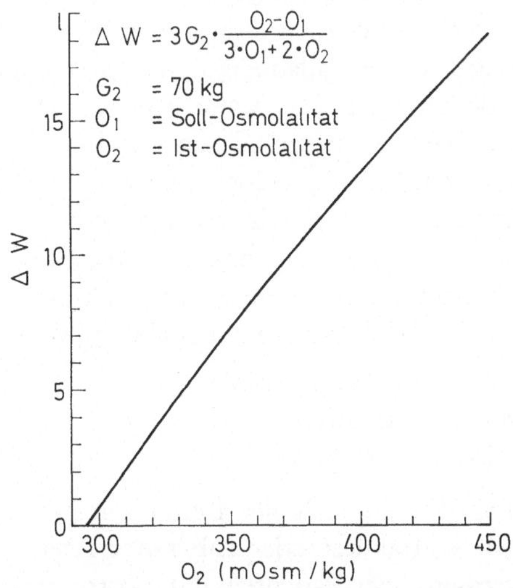

Abb. 2. Wasserdefizit in Litern (Ordinate) als Funktion der Serumosmolalität in mOsm/kg (Abszisse). Das durch 355 mOsm/l gezogene Lot trifft auf die schräge Osmolalität-Referenzlinie. Von diesem Kreuzpunkt aus ergibt die nach links horizontal gezogene Linie ein Wasserdefizit von 7,9 l auf der Ordinate

3. Von übergeordneter Bedeutung ist aber die Funktion des kleinen Kreislaufs, weil hier auftretende Störungen unmittelbare, schwerwiegende respiratorische Folgen haben. Leider ist die Hämodynamik des kleinen Kreislaufs weniger leicht zugänglich. In der Regel ist uns z. B. der Druck im linken Vorhof nicht bekannt.

Routinemäßige, klinische und röntgenologische Untersuchung des Thorax sowie die regelmäßige Kontrolle der Atem- und Blutgase im postoperativen Verlauf und bei polytraumatisierten Patienten lassen häufigere anatomische und funktionelle Störungen der Lunge erkennen als man sie vermuten würde. Es ist eine Erfahrungstatsache, daß die Einschränkung der

Wasserzufuhr für den alten Menschen, für den herzinsuffizienten oder atem-insuffizienten Patienten von Vorteil ist; anders ausgedrückt, führt bei ihnen ein Wasserüberschuß zu einer dramatischen Verschlechterung der Atem-funktion, des kardialen und Allgemeinzustandes. Erstaunlich oft gesellt sich die Ateminsuffizienz zu den postoperativen Komplikationen, insbeson-dere bei der Peritonitis oder Pankreatitis [3, 7]. Sie wird ebenso häufig gefunden bei Polytraumatisierten und Kriegsverletzten mit oder ohne Thoraxtrauma [4]. Die Ateminsuffizienz wird somit bei verschiedenartigen Krankheitsbildern zum Leitsymptom und ist ausschlaggebend für den wei-teren Verlauf. Sogar nach Wahleingriffen ist eine Einschränkung der Atem-funktion beschrieben worden [1, 5]. Bei jedem irreversiblen Kreislauf-versagen kommt es früher oder später zur Ateminsuffizienz. Durch eine systematische Überwachung werden respiratorische Komplikationen recht-zeitig erkannt, so daß sie mit adäquaten Mitteln in Schranken gehalten oder beseitigt werden können [1]. Verschiedene Faktoren können eine Ateminsuffizienz auslösen; im Einzelfall einer etablierten Ateminsuffizienz läßt sich die ursprüngliche Störung jedoch nicht mehr identifizieren: Sekret-stauung oder Überwässerung? Herzinsuffizienz oder Aspiration? Mikro-embolie, bakterieller Infekt oder Hypoproteinämie? Daher kann die The-rapie einer klinisch manifesten Ateminsuffizienz selten kausal sein. Ihre einzelnen Komponenten können dagegen angegangen werden:

— die Atelektase durch Atemtherapie
— der Infekt durch Antibiotica
— das Oedem durch Wasserentzug.

Weil der erhöhte Wassergehalt der Lunge ein gemeinsames Merkmal der meisten Formen von akuter oder subakuter Ateminsuffizienz ist [3], schien es uns interessant, bei Patienten mit posttraumatischer und post-operativer respiratorischer Insuffizienz die Atemfunktion vor und nach Wasserentzug zu untersuchen.

Besonders bedrohlich ist die Kombination von pulmonaler Wasser-retention und Anurie. In solchen Fällen führt die Hämodialyse mit Ultra-filtration zu einer eklatanten Besserung der Lungenfunktion. Zwei Beispiele illustrieren diese Situation:

Beobachtungen

Fall 1: Akute Niereninsuffizienz bei einem 48jährigen Patienten nach Ruptur eines Aneurysmas der abdominellen Aorta, das in einem auswärtigen Spital erfolgreich operiert wurde. Während des Krankentransportes auf unsere Station erfolgte eine massive Magensaftaspiration. Durch sofortige Intubation, Trachealtoilette, Überdruckbeatmung mit 100%igem Sauerstoff konnte der Patient am Leben erhalten werden, jedoch mit prekärer Lungen-

und Kreislauffunktion, so daß wir uns für eine notfallmäßige Hämodialyse mit Ultrafiltration entschlossen. Aus Tabelle 1 entnehmen wir, daß das PaO_2 von 66 auf 112 mmHg zunahm bei einer gleichzeitigen Körpergewichtsabnahme von 90,9 auf 88,2 kg. Ebenfalls trat eine deutliche Besserung des röntgenologischen Lungenbefundes ein.

Tabelle 1. *Pat. E. D., 48-j. Akute Niereninsuffizienz nach Ruptur eines Aneurysma der Aorta abdominalis. Aspirationspneumonie. Zwischen dem 29. und 30. 12. 67 Hämodialyse*

Datum	29. 12. 67	30. 12. 67	1. 1. 68
F_IO_2	0,97	0,97	0,80
Körpergewicht kg	*90,9*	*88,2*	
PaO_2 mmHg	*66*	*112*	91
A-a DO_2 mmHg	569	531	440
Sa_{O_2} %	92	98	98
$PaCO_2$ mmHg	35	28	
pH	7,41	7,47	
Atemminutenvolumen l/min	17	17	17
Atemfrequenz/min	17 ↓	17	17

Hämodialyse

Fall 2: Bei der 63jährigen, adipösen Patientin mit akuter hämorrhagischer Pankreatitis, Anurie bei akuter Niereninsuffizienz und Ateminsuffizienz ließ sich durch extrakorporellen Wasserentzug eine spektakulärere Besserung der Lungenfunktion erreichen: nach Entzug von 3 l Wasser durch Hämodialyse unter intermittierender Überdruckbeatmung betrug PaO_2 400 statt 120 mmHg und das VD/VT-Verhältnis als Ausdruck des Totraumes 0,35 statt 0,56 (Tab. 2).

Tabelle 2. *Pat. R. K., 63-j. Akute Niereninsuffizienz und Wasserlunge bei akuter haemorrhagischer Pankreatitis. Hämodialyse am 25. 4. 68 zwischen 08.00 h und 16.00 h*

Datum	25. 4. 68 08.00 h	25. 4. 68 16.00 h
F_IO_2	0,80	0,80
Körpergewicht kg	*91,3*	*88,3*
PaO_2 mmHg	*120*	*400*
A-a D_{O_2} mmHg	*504*	*240*
Sa_{O_2} %	97	98
VD/VT	*0,56*	*0,35*
$PaCO_2$ mmHg	46	31
pH	7,26	*7,32*
Atemminutenvolumen l/min	10,0	10,0
Atemfrequenz/min	10 ↑	10

Hämodialyse

Tabelle 3 zeigt eine Zusammenstellung 6 ähnlicher Fälle: Während die $PaCO_2$-Werte annähernd konstant blieben, erfolgte eine regelmäßige Zunahme des PaO_2 nach einem Wasserentzug durch Ultrafiltration von 2,1 bis 3,0 l.

Tabelle 3. *Auswirkung eines durch Ultrafiltration bedingten Wasserentzuges auf die Blutgase von 4 Patienten mit akuter Nieren- und Ateminsuffizienz. Werte vor und nach Behandlung mit Hämodialyse*

Patient	F_IO_2	Atmung	Körpergewichts-Abnahme (kg	PaO_2 vor	nach	$PaCO_2$ vor	nach
R. K., 63-j.	0.80	Überdruck	− 3.0	120	400	46	31
D. D., 21-j.	0.21	Spontan	− 2.9	39	73	44	39
D. D., 21-j	0.21	Spontan	− 2.1	69	77	43	33
E. D., 48-j.	0.97	Überdruck	− 2.7	66	112	35	28
K. B., 57-j.	0.90	Überdruck	− 2.5	78	132	29	27
K. B., 57-j.	0.90	Überdruck	− 3.0	97	170	44	45

Untersuchungen

Diese ermutigenden Ergebnisse veranlaßten uns, eine Gruppe von 22 chirurgischen Patienten mit akuter Ateminsuffizienz verschiedener Ätiologie und intakter Nierenfunktion vor und nach diuretischer Therapie zu untersuchen. Die Diagnose einer Ateminsuffizienz wurde beim Vorliegen folgender Kriterien gestellt: Atemfrequenz über 30/min. alveolo-arterielle PaO_2-Differenz über 350 mmHg bei 100%iger O_2-Zufuhr oder arterielle O_2-Spannung unter 60 mmHg bei Zimmerluftatmung; VD/VT über 0,55. Röntgenologische Lungenveränderungen waren in den meisten Fällen zu erkennen. Tägliche H_2O, Natrium- und Kalium-Bilanzen wurden durchgeführt. Körpergewicht, Serumnatrium, Serumkalium, Harnstoff, Hämoglobin, Hämatokrit wurden täglich gemessen, sowie PaO_2, $PaCO_2$, pH im arteriellen Blut (Messung bei 38° C, Korrektur auf aktuelle Körpertemperatur). Der VD/VT-Quotient wurde nach der Enghoffschen Modifikation der Bohrschen Gleichung berechnet [2]. Übliche Kreislaufkontrolle durch Registrierung von Blutdruck, Puls, EKG, ZVD. Alle Patienten erhielten Fursemid in einer Dosierung von 60–180 mg pro Tag. Die Untersuchung erstreckte sich im Durchschnitt über 3 Tage, wonach die Beziehung zwischen PaO_2 und VD/VT-Änderung einerseits und Körpergewichtsabnahme andererseits beobachtet wurde. Mittlere tägliche Abnahme des Körpergewichts zwischen 1,6 ± 0,21 l/Tag und 1,70 ± 0,22 l/Tag.

Resultate

Abbildung 3 zeigt die Änderungen von PaO_2 als Funktion der Körpergewichtsabnahme: die erste Gruppe umfaßte 6 Patienten, die unter Zimmerluftatmung untersucht wurden (punktierte Linie): PaO_2-Zunahme von 49,3 $\pm$ 2,6 auf 64,8 $\pm$ 4,9 mmHg.

Die zweite Gruppe bestand aus 10 Patienten, die unter Zufuhr von 6 l O_2 pro Minute per Nasenkatheter untersucht wurden (gestrichelte Linie): PaO_2-Zunahme von 64,4 $\pm$ 6,9 auf 99,2 $\pm$ 7,6 mmHg.

Bei den 6 Patienten der dritten Gruppe, die unter intermittierender Überdruckbeatmung untersucht wurden (gezogene Linie), nahm die PaO_2 von 97,5 $\pm$ 15,3 auf 269,5 $\pm$ 51,8 mmHg zu.

Der VD/VT-Quotient zeigte ähnliche Änderungen (Abb. 4): Abnahme von 0,58 $\pm$ 0,04 auf 0,47 $\pm$ 0,01 bei Gruppe 1; von 0,58 $\pm$ 0,02 auf 0,45 $\pm$ 0,02 bei Gruppe 2; von 0,59 $\pm$ 0,03 auf 0,48 $\pm$ 0,03 bei Gruppe 3.

Parallel zu dieser Besserung des pulmonalen Gasaustausches war eine Abnahme der Atemfrequenz der spontan atmenden Patienten (Gruppe 1 und 2) von 30,3 $\pm$ 3,2 auf 21,7 $\pm$ 1,3 und des Pulses von 110 $\pm$ 3,7 auf 92 $\pm$ 2,7 pro Minute zu verzeichnen. Blutdruck, ZVD, Hämatokrit, Hämoglobin, pH, $PaCO_2$, Basenüberschuß, Serumkalium zeigten keine nennenswerten Schwankungen (siehe Tab. 4).

Tabelle 4. *Änderungen einzelner respiratorischer, metabolischer und zirkulatorischer Werte vor und nach Wasserentzug während 3 Tagen durch diuretische Therapie bei 22 chirurgischen Patienten mit akuter Ateminsuffizienz. Mittlerer Wasserentzug pro Tag = 1,66 $\pm$ 0,121*

	N	vor Wasser-entzug	nach Wasser-entzug
PaO_2 (Zimmerluft) mmHg	6	49,3 $\pm$ 2,6	64,8 $\pm$ 4,9
PaO_2 (6 l O_2/min) mmHg	10	64,4 $\pm$ 6,9	99,2 $\pm$ 7,6
PaO_2 (IPPB) mmHg	6	97,5 $\pm$ 15,3	269,5 $\pm$ 51,8
A-a D_{O_2} mmHg	6	457 $\pm$ 16	286 $\pm$ 49
VD/VT	20	0,58 $\pm$ 0,02	0,47 $\pm$ 0,01
Atemfrequenz (pro min)	14	30,3 $\pm$ 3,2	21,7 $\pm$ 1,3
$PaCO_2$ mmHg	20	41,0 $\pm$ 1,9	41,5 $\pm$ 1,5
Basenüberschuß mVal/l	20	1,5 $\pm$ 1,1	3,8 $\pm$ 0,7
Serum-Na mVal/l	20	137,8 $\pm$ 2,9	144,4 $\pm$ 2,3
Serum-K mVal/l	21	4,1 $\pm$ 0,1	4,2 $\pm$ 0,1
Serum-Harnstoff mg %	19	60,0 $\pm$ 8,5	75,0 $\pm$ 12,3
Hb g %	22	12,7 $\pm$ 0,43	12,9 $\pm$ 0,36
Hkrit %	13	37,3 $\pm$ 1,5	37,5 $\pm$ 1,2
Na-Bilanz mVal	18		-143 $\pm$ 41,6
K-Bilanz mVal	18		-189 $\pm$ 46,3
Blutdruck systol mmHg	22	144 $\pm$ 7,4	135 $\pm$ 6,2
Blutdruck diastol mmHg	22	80 $\pm$ 2,3	84 $\pm$ 2,5
Puls (pro min)	22	110 $\pm$ 3,7	92 $\pm$ 2,7
ZVD cm H_2O	17	9,5 $\pm$ 1,0	6,7 $\pm$ 0,8

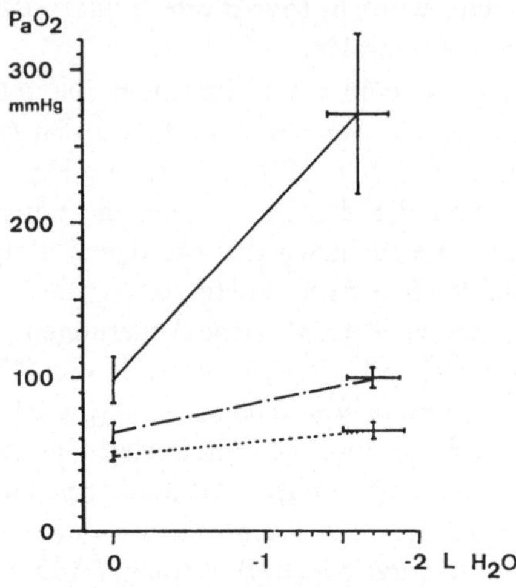

Abb. 3. Änderungen von PaO_2 als Funktion der negativen Wasserbilanz (Körpergewichtsabnahme pro Tag) in 3 Gruppen chirurgischer, ateminsuffizienter Patienten, die während einer durchschnittlichen Dauer von 3 Tagen mittels Diuretica entwässert wurden. Punktierte Linie: PaO_2-Kontrolle unter Zimmerluftatmung (6 Fälle). Gestrichelte Linie: PaO_2-Kontrolle unter 6 l/min O_2-Zufuhr per Nasenkatheter (10 Fälle). Durchgezogene Linie: PaO_2-Kontrolle unter intermittierender Überdruckbeatmung (6 Fälle)

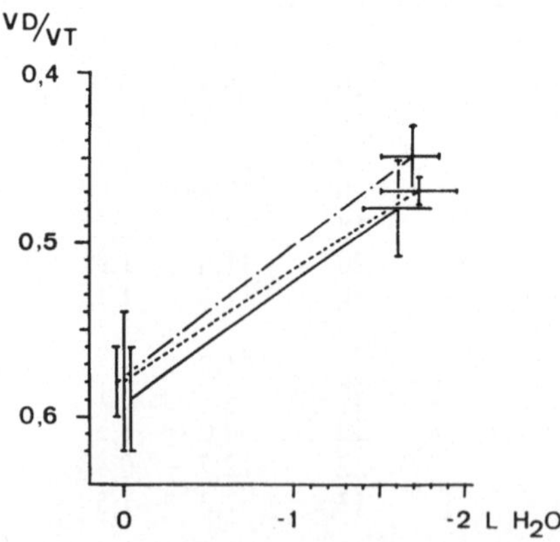

Abb. 4. Änderungen vom VD/VT-Verhältnis als Funktion der negativen Wasserbilanz in 3 Gruppen chirurgischer, ateminsuffizienter Patienten. Punktierte Linie: VD/VT-Kontrolle unter Zimmerluftatmung (6 Fälle). Gestrichelte Linie: VD/VT-Kontrolle unter 6 l/min O_2-Zufuhr per Nasenkatheter (10 Fälle) Durchgezogene Linie: VD/VT-Kontrolle unter intermittierender Überdruckbeatmung (6 Fälle)

Diskussion

Nimmt unter Hämodialyse das Körpergewicht ab, so entspricht dies einer Verminderung der extracellulären Flüssigkeit, wobei ein eventuell vorhandenes interstitielles Lungenödem gebessert wird und der Rechts-Links-Shunt langsam abnimmt. Unsere Blutgasuntersuchungen bestätigen diese Ansicht bei den Hämodialyse-Patienten. Bei ihnen kann keine andere therapeutische Beeinflussung eruiert werden. Das gleiche Therapie-Prinzip scheint bei den anderen Patienten vorzuliegen. Der Erfolg ist allerdings weniger ausgeprägt. Unter forcierter Gewichtsabnahme mit Diuretica läßt sich jedoch ohne Ausnahme eine Besserung der PaO_2 feststellen, die bei der üblichen postoperativen Gewichtsabnahme von 0,3–0,5 kg pro Tag nicht beobachtet wird. Aus unseren Bilanzen (Tab. 4) vergleichen wir die Gewichtsabnahme als Ausdruck des H_2O-Verlustes mit der Natrium-Bilanz: einem Wasserverlust von 3mal 1,7 $\pm$ 0,22 kg/Tag (= ca. 5,1 l) steht ein Natrium-Verlust von insgesamt 143 $\pm$ 41,6 mVal gegenüber, d. h. von 5 l ist 1 l inform einer isotonischen Salzlösung ausgeschieden worden, während die übrigen 4 l als freies Wasser den Körper verlassen haben. Damit ist der Serum-Natrium-Anstieg erklärt. Diese Behandlungsmethode darf somit empfohlen werden, wobei man sich fragen muß, ob nicht zusätzlich eine wirkungsvollere natriuretische Therapie wie Spirolactone angewendet werden sollte.

Im Gegensatz zu den oben erwähnten Formeln erlauben die hier berücksichtigten atemphysiologischen Werte keine quantitative Erfassung des Wasserüberschusses. Sie geben aber einen klaren Hinweis auf die Notwendigkeit eines Wasserentzuges.

Zusammenfassung

Zur genauen Erfassung der Schwankungen des Wasserhaushaltes werden 2 Formeln aufgezeigt: eine für die extrazelluläre Flüssigkeit und die andere für das Gesamtkörperwasser. Es wird über die Besserung der Atemfunktion durch Wasserentzug anhand von 6 Patienten unter Hämodialyse und 22 Patienten unter Diuretica berichtet.

Literatur

1. BENDIXEN, H. H., EGBERT, L. D., HEDLEY-WHYTE, J., LAVER, M., B., PONTOPPIDAN, H.: Respiratory Care. St. Louis; The C. V. Mosby Company 1965.
2. ENGHOFF, H.: Volumen Inefficax, Bemerkungen zur Frage des schädlichen Raumes. Acta Soc. Med. upsalien 44, 191–218 (1938).
3. MARTIN, A. M., JR., SIMMONS, R. L., HEISTERKAMP, C. A.: Respiratory Insufficiency in Combat Casualties: I. Phatologic Changes in the Lungs of Patients Dying of Wounds. Ann. Surg. 170, 30–38 (1969).

4. Moseley, R. V., Doty, D. B., Pruitt, B. A., jr.: Physiologic Changes following Chest Injury in Combat Casualties. Surg. Gynec. Obstet. **129**, 233–242 (1969).
5. Nunn, J. F., Payne, J. P.: Hypoxaemia after General Anaesthesia. Lancet **2**, 631–632 (1962).
6. Scribner, B. H., Burnell, J. M.: Fluid and Electrolyte Balance, Teaching Syllabus. Univ. Washington School of Med. Seattle 5, Washington (1963).
7. Skillman, J. J., Bushnell, L. S., Hedley-Whyte, J.: Peritonitis and Respiratory Failure after Abdominal Operations. Ann. Surg. **170**, 122–127 (1969).
8. Truniger, B.: Wasser- und Elektrolytfibel, Diagnostik und Therapie des Flüssigkeitshaushaltes. Stuttgart: Georg Thieme Verlag 1967.

Fließeigenschaften des Blutes und deren Beeinflussung durch Infusionslösungen

Von **H. Schmid-Schönbein, J. Goldstone** und **R. E. Wells**

Aus dem Physiologischen Institut der Universität München
(Direktor: Prof. Dr. K. Kramer) und Dept. of Medicine, Harvard Medical School
Peter Bent Brigham Hospital Boston/Mass. USA
(Direktor: W. E. Hassan, jr., Ph. D.)

Rheologie des Blutes im Kreislaufversagen und seine Beeinflussung durch Transfusionsbehandlung

In den letzten Jahren ist allgemein die Vorstellung akzeptiert worden, daß die klinischen Symptome bei akutem Kreislaufversagen bedingt sind durch die sogenannten „Störungen der Mikrozirkulation". Um diesen Begriff einzuengen, möchte ich ihn definieren als eine Verringerung des Erythrocytenfluxes pro Zeit durch nutritive Capillaren. Funktionsstörung im periphersten Glied des Kreislaufsystems kann auch dann noch die eigentliche Aufgabe, den Stoffaustausch, unterbinden, wenn andere, mehr zentral gelegene Kreislaufabschnitte in ihrer Funktion nur geringgradig oder gar nicht eingeschränkt sind. Bei aller Bedeutung der wichtigen Funktion von Herz und der großen Gefäße besagt ihre Funktion doch häufig wenig über den Funktionszustand der Capillaren. Auf der anderen Seite ist die Größe des diesem Kreislaufsystem zur Verfügung stehenden Blutvolumens sowie der arterielle Blutdruck für die Gesamtfunktion zwar kritisch; der Erfolg einer therapeutischen Volumenzufuhr bzw. Druckerhöhung wird allein daran zu messen sein, inwieweit durch sie die Normalisierung der Capillarperfusion gelingt. Es ist nur zu bekannt, daß dies keineswegs immer gelingt.

Es gibt viele Ursachen für eine Störung des Erythrocytenfluxes in den Kapillaren, ganz allgemein kann er durch Einstrombehinderung, Durchstrombehinderung und Ausstrombehinderung gestört sein. Selbstverständlich können alle Anteile des Kreislaufsystems, sowie auch die extravasalen Parenchymzellen der verschiedenen Organe an der Regelung der Capillarperfusion teilhaben. Im folgenden möchte ich mich jedoch auf das Fließverhalten des Blutes selbst beschränken. Seit den klassischen Untersuchungen von Fahraeus und Knisely [1, 2] über das Auftreten von Erythrocytenaggregaten in vivo haben rheologische Fragestellungen zunehmend an Bedeutung gewonnen.

Knisely und seine Nachfolger nahmen an, daß 1. Erythrocyten sich normalerweise aufgrund ihrer negativen Ladung gegenseitig abstoßen und somit Aggregation ein grundsätzlich pathologischer Vorgang sei und daß 2. durch pathologische Verklumpung der Erythrocyten die Arteriolen verstopft und damit die Mikrozirkulation gestört werde. Die Vorstellung ist von Anfang an durch verschiedene Autoren angezweifelt worden, die zeigen konnten, daß zwar bei fast allen pathologischen Zuständen intravasale Aggregation auftrat, jedoch umgekehrt auch Aggregation ohne jeden Hinweis auf eine krankhafte Ursache bzw. ohne Anzeichen für hämodynamische Folgen beobachtet wurde [3, 4, 5]. Thuransky postulierte sogar, daß Aggregation Folge und nicht Ursache einer Strömungsverlangsamung im Capillargebiet sei [6].

Dennoch blieb umstritten, daß es im hämorrhagischen sowie im Verbrennungsschock zu ausgeprägter Strömungsverlangsamung in der Mikrozirkulation parallel mit starker intravasaler Aggregation kommt [7].

Rheologische Gesichtspunkte haben besonders nach der Einführung des niedrigmolekularen Dextrans [8] an Bedeutung gewonnen, dem eine spezifisch desaggregierende Wirkung zugeschrieben wurde [9]. Dem klinischen Enthusiasmus über die Wirksamkeit dieser Substanz, die weit über alle bisherigen Möglichkeiten eines therapeutischen Eingriffs am Kreislauf hinausführte, standen keine ebenso eindeutigen Befunde über die rheologische Wirksamkeit dieser Substanz extra vivum gegenüber. Dies lag nicht zuletzt daran, daß die bisherigen Methoden die Aggregation zu messen, entweder schwer quantifizierbar waren, wie die Beobachtung der Mikrozirkulation, oder daß sie wie z. B. durch die Bestimmung der Blutsenkungsgeschwindigkeit oder die Messung der elektrophoretischen Wanderungsgeschwindigkeit über Strömungsverhalten wenig oder doch wenig Sicheres auszusagen vermochten [10]. Auch die Messung der Viscosität des Blutes in weitlumigen Viscosimetern brachte keine eindeutigen Ergebnisse. Außerdem ist unsicher, inwieweit diese Ergebnisse auf die Mikrozirkulation, noch dazu auf die Mikrozirkulation bei Kreislaufversagen, repräsentativ sind. Viscositätsmessungen in engen Röhren sind bis heute technisch kaum möglich, was unter anderem daran liegt, daß die Durchflußvolumina sehr klein sind.

Die modernen Methoden der Mikrorheologie fußen daher nicht mehr auf einer natürlichen Strömung von Flüssigkeiten durch Röhren, sondern sind an Geräten gewonnen, in denen die Flüssigkeit einer künstlichen Strömung unterzogen wird [11, 12]. Die Prinzipien solcher Geräte sind in Abbildung 1 dargestellt: Laminare Strömung von Flüssigkeiten stellen wir uns vor als eine gegenseitige Verschiebung von Flüssigkeitsschichten [11]. Am einfachsten ist dies darstellbar bei der Bewegung von Flüssigkeiten zwischen zwei benetzten ebenen Platten. Als Folge der Viscosität der inneren Reibung muß dazu eine Kraft aufgebracht werden, die tangential angreift, die sogenannte Schubspannung. Die einzelnen Flüssigkeitselemente werden dabei ähnlich einem Stapel Spielkarten gegeneinander verschoben und gleichzeitig deformiert. Die erzielte Deformation in der Zeiteinheit wird als Schergrad oder Geschwindigkeitsgradient bezeichnet. Nach NEWTON sind für einfache Flüssigkeiten Schubspannung und Geschwindigkeitsgradient

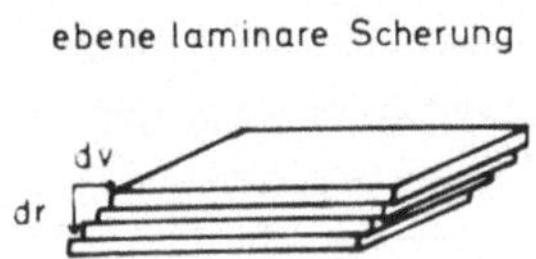

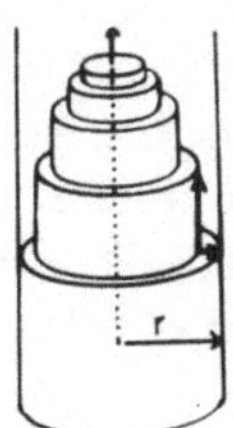

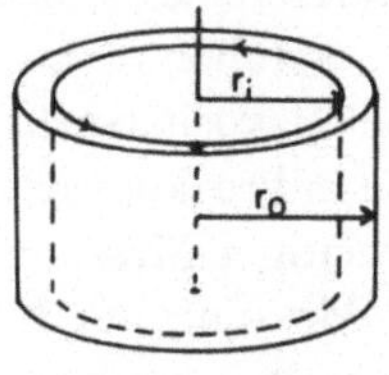

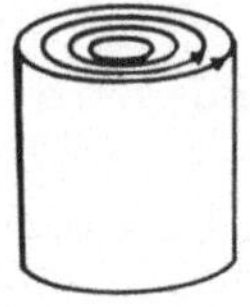

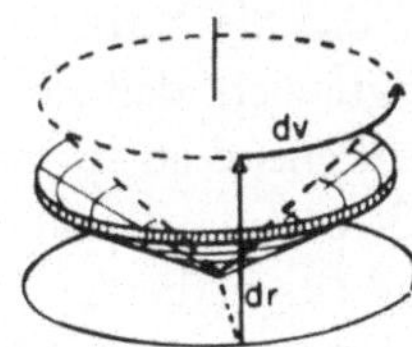

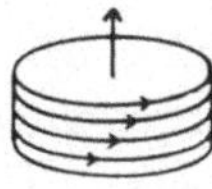

Abb. 1. Schematische Darstellung von Flüssigkeitsdeformation, Scherung und Strömung von Flüssigkeiten. Erläuterung s. Text

einander proportional über den Proportionalitätsfaktor, den Koeffizienten der inneren Reibung. Plasma, jedoch nicht Blut, folgt diesem Gesetz.

Im Gegensatz zur ebenen laminaren Strömung zwischen Platten mit einheitlichem Schergrad sind die Schergrade bei natürlicher Strömung in einer Röhre, die wir als eine teleskopartige Scherung aufzufassen haben, nicht einheitlich (Abb. 1). Die Schergrade sind maximal groß in Wandnähe und fallen folgend dem parabolischen Geschwindigkeitsprofil nach axial hin ab, dort sind sie gleich Null. Man kann nun jedoch ein zylindrisches Flüssigkeitselement nicht nur einer teleskopartigen Scherung, sondern ebenso einer rotatorischen oder torquierenden Scherung unterwerfen, indem man eine Rührbewegung entweder zwischen innen und außen, oder zwischen oben und unten erzwingt. Alle zeitgenössischen Viscosimeter beruhen auf diesem Prinzip [11, 12, 13]. Unter Berücksichtigung bestimmter Kriterien kann damit eine künstliche sogenannte viscosimetrische Strömung erzielt werden, in der die Geschwindigkeitsgradienten einheitlich sind und die Schubspannung, und zwar heute auch sehr kleine Schubspannungen, meßbar ist. Im sogenannten Platte-Kegel-Viscosimeter wird z. B. eine künstliche Strömung von bikonischen Flüssigkeitslamellen erzeugt; indem wir Platte und Kegel eines solchen Viscosimeters durchsichtig gemacht haben und das Gerät auf ein invertiertes Mikroskop gestellt haben, konnten wir eine mikroskopische Beobachtung des so strömenden Blutes verbinden mit einer Messung der Schubspannung bzw. Geschwindigkeitsgradienten [12]. Wir haben dieses Gerät „Rheoscop" genannt, und es erlaubt, strömendes Blut mikroskopisch zu beobachten und gleichzeitig die für die Strömung relevanten Kräfte, d. h. also vor allem die Schubspannung, zu messen. Diese Methoden erlauben nun,

1. eine Viskositätsmessung des Blutes in Prästase

2. eine mikroskopische Beobachtung des Blutes und seiner Bestandteile bei gleichzeitiger Messung der Schubspannung

3. die Messung der Kräfte, die notwendig sind, auftretende Erythrozytenaggregate in vitro zu dispergieren.

Wenngleich wir also dem wohl utopischen Ziel der quantitativen Viscometrie des Blutes in der Mikrozirkulation noch fern sind, können wir wenigstens die mikroskopischen bzw. mikrorheologischen Phänomene quantifizieren, die die Strömung des Blutes in weiten Gefäßen beeinflussen. Dabei zeigte sich, daß sie beobachtbaren Phänomenen in der Mikrozirkulation weitgehend entsprechen.

Das Strömungsverhalten des menschlichen Blutes bei niedrigen Geschwindigkeitsgradienten ist bestimmt durch die physiologische Aggregation von Erythrocyten in Rouleaux und von Rouleaux in eine dreidimensionale Zellstruktur (Abb. 2). Diese Aggregation ist vollständig reversibel, jede Strömungsbeschleunigung führt zu einer Desaggregation (Abb. 3), bis schließlich oberhalb eines bestimmten und für jede Blutprobe charak-

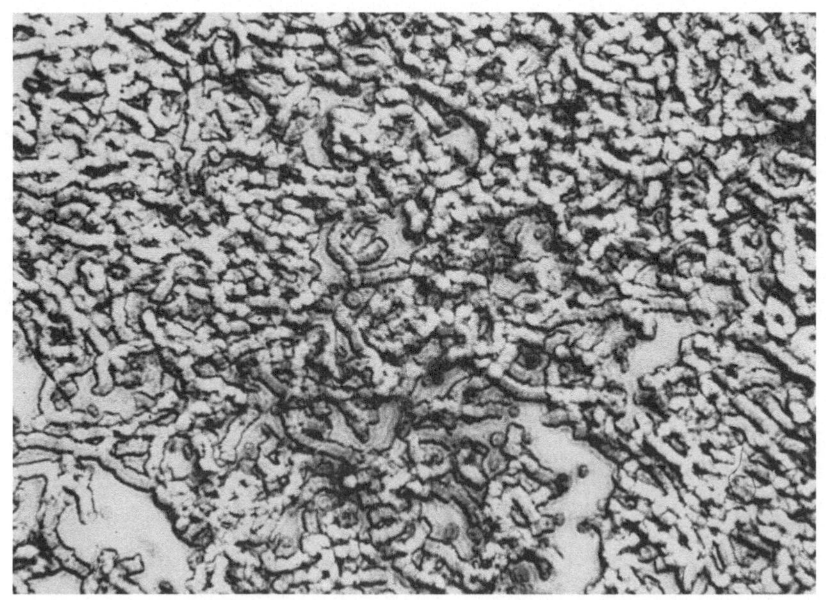

Abb. 2. Photomicrographie (Blitzlicht-Beleuchtung) von langsam strömendem menschlichen Blut (Schergrad 2.3 sec^{-1}). Aggregation von Erythrozyten in Rouleaux und von Rouleaux in ein dreidimensionales Netzwerk

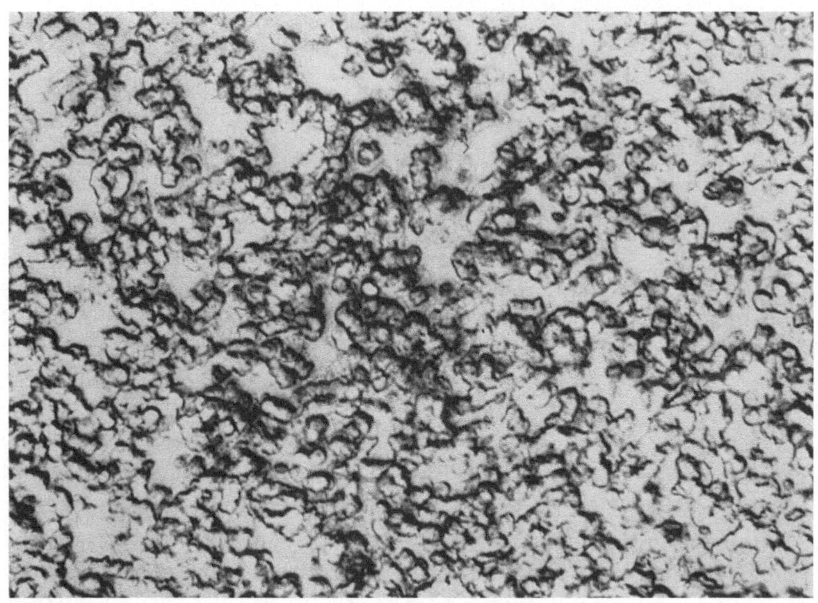

Abb. 3. Photomicrographie der gleichen Blutprobe bei 23.0 sec^{-1}. Teilweise Dispersion der Aggregate

teristischen Schergrades die Erythrocyten dispergiert werden. Die pathologisch gesteigerte Aggregation ist eine bloße Intensivierung des physiologischen Vorganges [14, 15], wobei jedoch einerseits bei niedrigen Schergraden größere Aggregate auftreten und andererseits die Aggregate erst bei sehr hohen Schergraden dispergiert werden. Sind die Erythrocyten einmal dispergiert, so verlieren sie bei schneller Strömung ihre bikonkave Form und werden ständig in eine Vielzahl von bizarren Gestalten verformt. Sie nehmen dabei in vieler Hinsicht Eigenschaften eines Flüssigkeitskörpers an. Die Einzelheiten dieser Strömungsanpassung sind an anderer Stelle ausführlich dargelegt worden [16, 17].

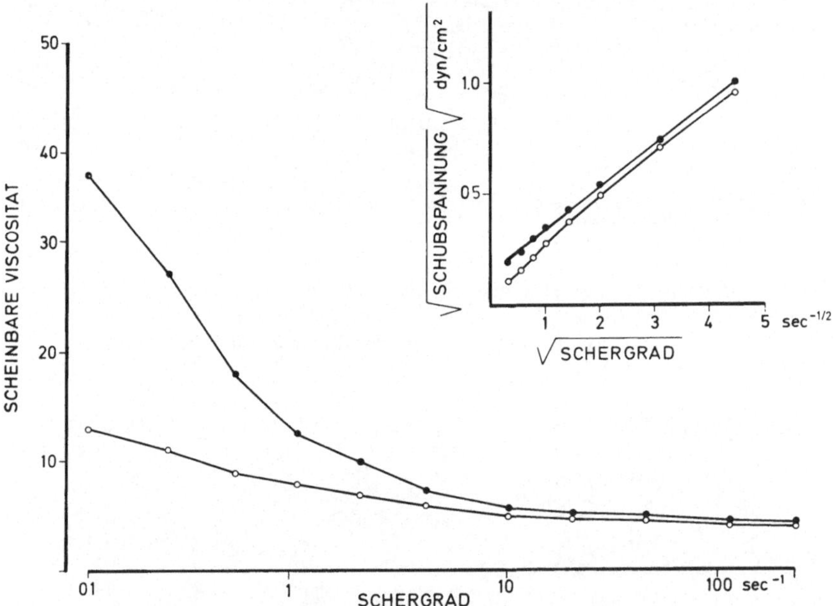

Abb. 4. Viscositätsprofil (scheinbare Viscosität in cP als Funktion des Schergrades) und Fließkurve nach Casson (22) bei 37° und 40 % Hct von Vollblut. Erythrocyten in Plasma: (geschlossene Kreise) und Erythrocyten in Serum: (offene Kreise). Normal aggregierendes Vollblut zeigt in Prästase einen sterilen Viscositätsanstieg, aus der Fließkurve nach Casson kann ein positiver Schnittpunkt mit der Schubspannungsachse extrapoliert werden (Fließschubspannung)

Diese mikrorheologischen Phänomene sind die Ursache für die sogenannte anomale Viscosität des Blutes, die schon seit Hess [18] bekannt, jedoch erst durch die Untersuchungen von Dintenfass [19] und der Bostoner Arbeitsgruppe um Merrill und Wells [20, 21] in ihrem vollen Ausmaß erkannt wurde. Nur in Gegenwart des vorhin beschriebenen dreidimensionalen Netzwerkes von Rouleaux kommt es zum Anstieg der Blutviscosität in langsamer Strömung (Abb. 4). Nicht-aggregierende Suspensionen, also etwa Erythrocyten in normalem Serum, zeigen einen wesentlich schwächeren Anstieg. Dieses dreidimensionale Netzwerk verleiht statischem, nicht geronnenem Blut außerdem Eigenschaften eines festen Körpers. Es vermag endlichen scherenden Kräften zu widerstehen, ohne zu fließen [12, 21]. Dieses Phänomen kann in dem Rheoscop eindeutig beobachtet werden [12]. Die Größe der Kräfte, die notwendig sind, um es doch wieder zum Fließen zu bringen, nennt man Fließgrenzspannung oder Fließschubspannung; sie kann heute mit verschiedenen Methoden [23, 24] gemessen werden und entspricht dem Schnittpunkt der linearen Fließkurve, die nach einer von CASSON angegebenen Gleichung [20, 22] aus rheologischen Daten gewonnen wird. Die Fließgrenzspannung beträgt für normales Blut etwa 2×10^{-2} dyn/cm². Diese Größe wird weiter unten abgehandelt.

Wenn die Fließgrenzspannung überwunden wird und das Blut zunehmend schnell fließt, kommt es parallel mit einer Dispersion der Aggregate zu einem Abfall der Viscosität. Diese fällt auch nach völliger Dispersion weiter ab, bedingt durch die Deformabilität der Erythrocyten, d. h. ihrer Fähigkeit, sich wie Flüssigkeitstropfen zu verhalten. Blut hat demnach bei schneller Strömung die Eigenschaften einer Emulsion und nicht wie bisher angenommen die einer Suspension [16, 17].

Nach diesen Ergebnissen fassen wir heute den Erythrocyten als einen rheologischen Körper mit bipotentiellen Fließeigenschaften auf. Er kann entweder als individuelle Zelle Eigenschaften eines Flüssigkeitstropfens annehmen und erleichtert damit die normale Strömung in allen Gefäßen, ganz besonders natürlich in den Capillaren [25, 26]. Der gleiche Erythrocyt kann jedoch im physiologischen Plasma als Grundbaustein eines dreidimensionalen Zellnetzwerkes wirken, das dem ungeronnenen Blut funktionell Eigenschaften von festen Körpern verleiht. Diese bipotentiellen Fließeigenschaften beeinflussen wahrscheinlich in noch viel stärkerem Maße die Perfusion der Mikrozirkulation. In Mikro- und Makrozirkulation ist die physiologische schnelle Strömung Folge der Fluidität der dispersen Erythrocyten. In beiden Fällen ist lediglich eine Reduktion der Druckgradienten notwendig, um die Viscosität des Blutes als Folge der Aggregation fast exponentiell ansteigen zu lassen. Eine solche Reduktion der Druckgradienten tritt in der Mikrozirkulation auf in allen Fällen von Kreislaufversagen, unabhängig von deren Ursache.

Es soll nun der Versuch unternommen werden, diese geschilderten Befunde zurückzutransponieren in die Strömungsverhältnisse in Gefäßen. Auch in den Gefäßen ist die Schubspannung diejenige Kraft, die die innere Reibung einer Flüssigkeit überwindet. Im Gegensatz zu den Rotationsviscosimetern besteht jedoch in durchströmten Gefäßen gleichzeitig eine Verteilung von Schubspannungen, die die teleskopartige gegenseitige Verschiebung von Flüssigkeitsschichten aufrechterhalten [11, 12]. Bei echten, sog. NEWTONschen Flüssigkeiten ist die Schubspannung in einem Gefäß gegebener Länge und gegebenen Durchmessers

1. eine Funktion des Druckgradienten ($\Delta P/L$) und

2. eine Funktion des Abstandes r der Flüssigkeitsschicht von der Gefäßachse.

$$\tau = \frac{\Delta P}{L}\,\frac{r}{2}$$

Bei nicht-Newtonscher Viscosität sind die Verhältnisse wesentlich komplizierter, die Verteilung der Schubspannungen ist bis heute nicht geklärt. Um also überhaupt eine Vergleichsgröße für Schubspannungen in vitro und in vivo zu erhalten, berechnen wir die sog. Wandschubspannung (τ_{w-}, d. h. die Schubspannung an der Gefäßwand, also im Abstand r_0 (d. h. dem Gefäßradius) von der Achse

$$\tau_w = \frac{\Delta P}{2}\,\frac{r_0}{1}$$

Dies ist der maximale Schubspannungswert, der in einem Gefäß gegebener Dimension für jeden Druckgradienten auftritt. Die maximale Schubspannung ist also gleichermaßen abhängig von Druck und Radius des Gefäßes. Anhand des in der Abbildung 5 skizzierten Gefäßnetzwerkes läßt sich auf einen theoretisch wie praktisch höchst bedeutsamen Unterschied zwischen einer echten Flüssigkeit und einer Flüssigkeit mit Fließgrenzspannung hinweisen. Bei Bestehen eines auch noch so kleinen Druckunterschiedes zwischen

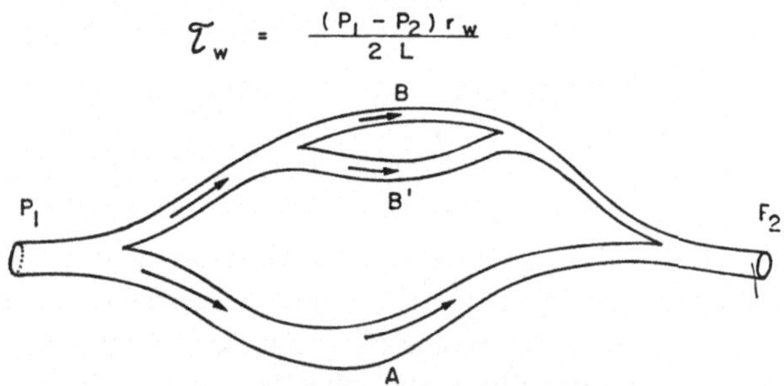

Abb. 5. Schematische Darstellung eines sich verzweigenden Netzwerkes von Gefäßen. Strömung in Ast A verursacht durch Reibungsverlust einen Druckunterschied (P_1–P_2). Bei echten Flüssigkeiten wird dadurch auch eine Strömung in Ast B erzwungen. Bei einer Flüssigkeit mit Fließschubspannung kann Strömung in Ast B unterbleiben, wenn die Schubspannung niedriger ist als die Fließgrenzspannung

P_1 und P_2 kann eine echte Flüssigkeit solange nicht zur völligen Stase kommen, als das Gefäß nicht völlig verschlossen, d. h. der Radius gleich Null ist, denn Flüssigkeiten vermögen definitionsgemäß einer endlichen Schubspannung nicht zu widerstehen ohne zu fließen. Fließt aber durch den Ast A eine Flüssigkeit, so tritt als Folge ihrer Viscosität zwischen P_1 und P_2 ein Druckabfall auf: folglich besteht auch über den Ast B eine Schubspannung. Anders sind die Verhältnisse bei einer Flüssigkeit mit einer Fließgrenzspannung:

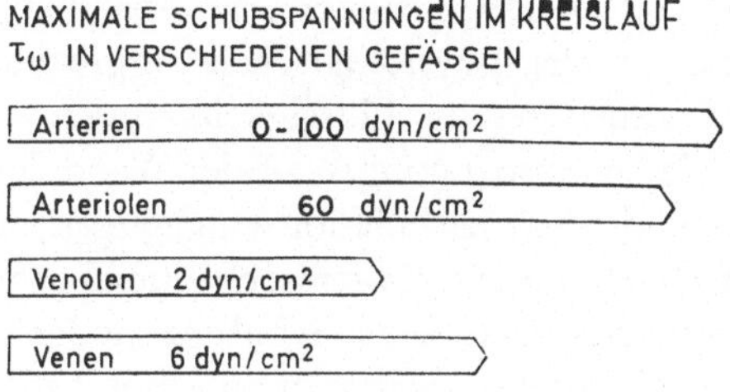

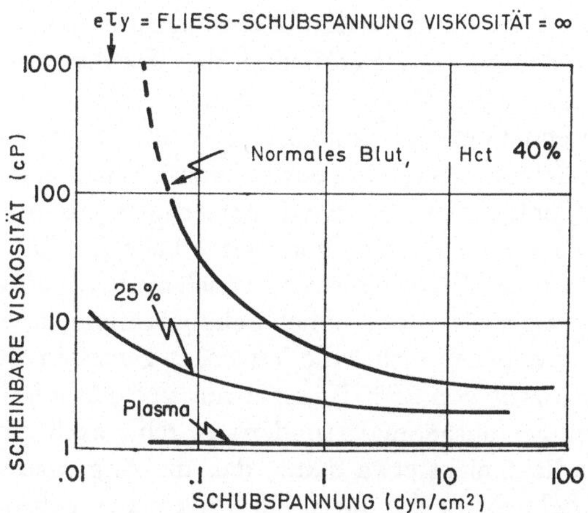

Abb. 6. Oberer Teil: maximale Wandschubspannung in verschiedenen Gefäßen, berechnet nach Daten von (27). Unterer Teil: Scheinbare Viscosität dargestellt als Funktion der Schubspannung

diese ist in der Lage, einem endlichen Druckgradienten zu widerstehen, ohne zu fließen, d. h. sie kann in Stase verbleiben, auch ohne daß das Gefäß verschlossen ist. Praktisch bedeutet das, daß in den sich verzweigenden Netzwerken ein Gefäßast zur Stase kommen kann, während der benachbarte noch perfundiert ist. Von allen Untersuchungen der Mikrozirkulation bei Kreislaufversagen wissen wir, daß diese Dissoziation zwischen perfundierten und nicht-perfundierten Gefäßen häufig auftritt [6, 7]. Mit der Bestimmung der Fließschubspannung haben wir also eine objektive Vergleichsmöglichkeit zwischen der Tendenz verschiedener Blutproben, durch Aggregation bei Druckabfall zur Stase zu kommen.

In Abbildung 6 ist die Abhängigkeit des Fließverhaltens des Blutes von den auf sie einwirkenden Kräften noch einmal dargestellt. Im unteren Teil der Abbildung ist die Viscosität aufgetragen als Funktion der Schubspannung. Betrachten wir zunächst die Viscosität des Plasmas. Es ist eine einfache Flüssigkeit und es hat bei allen Schubspannungen die gleiche Viscosität. Anders das Blut; bei Stase und unterhalb der Fließgrenzspannung ist die Viscosität unendlich. Mit zunehmender Schubspannung sinkt die Viscosität durch die Dispersion der physiologischen Aggregation und durch den Übergang der Erythrocyten in Flüssigkeitskörper. Im oberen Teil der Abbildung sind die Schubspannungen an der Wand der verschiedenen Gefäße der Mikro- und Makrozirkulation eingetragen, die nach Daten von Burton [27] errechnet wurden. Es sei noch einmal daraufhingewiesen, daß es sich hierbei um den maximalen Schubspannungswert handelt, der in einem solchen Gefäß auftreten kann. Schon innerhalb des Gefäßes selbst, erst recht bei Druckabfall können diese Werte bis auf 0 absinken. Vergleichen wir nun diese Werte, so erlaubt dies die Annahme, daß in allen Gefäßen die Schubspannungen so groß sind, daß das Blut normalerweise im Bereich seiner minimalen Viscosität strömt. Es fällt jedoch auf, daß die Werte für die Venolen um mindestens eine Zehnerpotenz unterhalb denen für die anderen Gefäße liegen: Dies erklärt, warum etwa in den Venolen der menschlichen Konjunctiva die Erythrocytenaggregationen auch schon unter physiologischen Bedingungen auftreten kann [15, 18]. Der bekannte Einfluß des Hct auf die Viscosität ist im Bereich niedriger Schubspannungen sehr viel ausgeprägter als in den hohen Schubspannungen, d. h. unter den Bedingungen, unter denen bisher die Viscosität gemessen wurde (Abb. 7). Bei einem Hämatokrit von 25% ist nicht nur der prästatische Viscositätsanstieg viel weniger ausgeprägt, sondern es fehlt auch eine Fließgrenzspannung. Dies liegt nicht etwa daran, daß die Aggregation aufgehoben wäre, sondern vielmehr ist das durch die Rouleaux aufgebaute Netzwerk – einfach mangels Masse – nicht mehr kontinuierlich und viel labiler. Wie Merrill zeigen konnte [20], erhöht sich zwischen 25 und 60% Hct die Fließgrenzspannung proportional der dritten Potenz des Hct-Anstiegs. Wie oben ausgeführt, ist die pathologische Aggregation lediglich eine Verstärkung des physiologischen Prozesses. Der Viscositätseffekt ist zwar vorhanden, ist jedoch relativ geringfügig im Vergleich zu der physiologischen Variabilität der Blutviscosität (Abb. 7). Die Viscositätserhöhung dürfte dann nicht ins Gewicht fallen, wenn ausreichend hohe Strömungskräfte vorhanden sind. Dies erklärt wahrscheinlich die häufige Beobachtung, daß auch starke intravasale Aggregation solange nicht hämodynamisch bedeutsam zu sein braucht, wie die Strömung schnell ist [3, 4]. Tritt zu einer gesteigerten Aggregation ein Abfall der Schubspannung, so kann der Fall eintreten, daß die maximal

vorhandenen Schubspannungen in den Gefäßen und die minimalen Schubspannungen, die notwendig sind, um das Blut zum Fließen zu bringen, in
der gleichen Größenordnung liegen. Es wird ersichtlich, daß das am ehesten
in den Venolen eintreten kann [1, 2, 6, 7, 15, 28]. Dieser Fall tritt eher unter
pathologischen, aber genauso auch unter physiologischen Bedingungen ein
[7, 15].

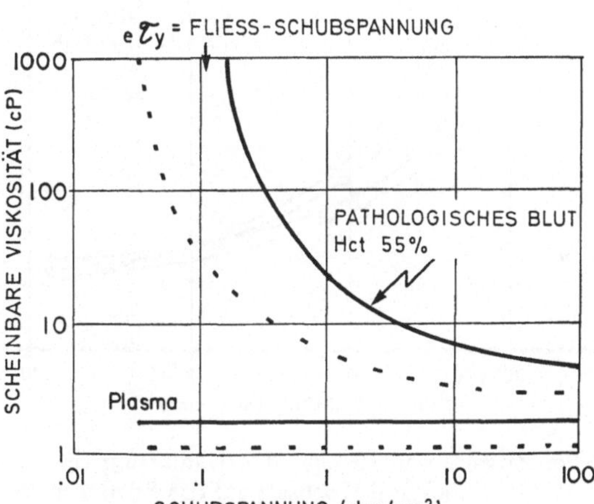

Abb. 7. Oberer Teil: maximale Wandschubspannung in normaler Perfusion (aus-
gezogene Linien) und nach Vasoconstriction und gleichem arteriellem Blutdruck
(schraffiert). Unterer Teil: Scheinbare Viscosität dargestellt als Funktion der
Schubspannung. Normales Blut gestrichelt

Nach diesen Zusammenhängen zwischen Kräften der Strömung und
Aggregation, die in entsprechender Weise auch im Tierexperiment repro-
duzierbar waren [29], muß angenommen werden, daß die hämodynamische
Wirkung der Erythrocytenaggregation vor allem in den präcapillären Venolen auftritt. Durch Strömungsverlangsamung tritt Aggregation, durch sie
wahrscheinlich Viscositätserhöhung auf und damit bei gleichen Strömungs-
kräften weitere Strömungsverlangsamung. Dieser Circulus vitiosus, der

auf den physiologischen Fließeigenschaften des Blutes beruht, kann sich bis
zur Stase steigern. Die pathophysiologische Bedeutung der Aggregation
sehen wir also

1. in einer Ausstrombehinderung der Capillaren und

2. in der prolongierten Stase in einzelnen Gefäßen bei erhaltener
Strömung in anderen (Desintegration der Mikrozirkulation). Eine primäre
Verstopfung von Arteriolen und Capillaren durch Erythrocytenaggregate
halten wir für weniger wahrscheinlich, da Aggregate sowohl in vitro als
auch in vivo durch Kräfte der Strömung dispergiert werden können [6, 14].

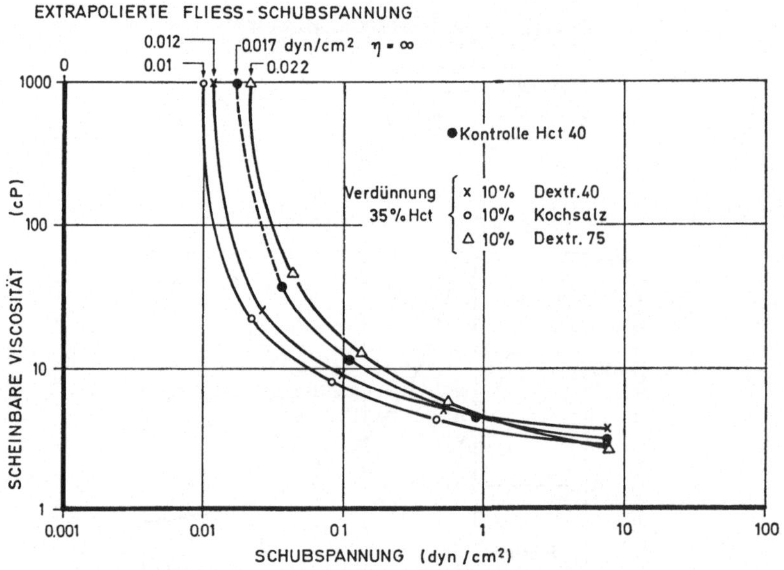

Abb. 8. Einfluß der Zugabe von 10 %iger Dextranlösung (M. G. 40000), 6 %iger
Dextranlösung (M. G. 75000) und Kochsalz auf das Fließverhalten von Citratblut

Die Frage, ob Aggregation Ursache oder Wirkung der Strömungsverlangsamung in der Mikrozirkulation sei, ist im Einzelfall schwer zu entscheiden.
Diese Frage tritt jedoch angesichts des jetzt bekannten Mechanismus
physiologischer und pathologischer Aggregation an Bedeutung zurück:
In beiden Fällen ist Strömungsverlangsamung mit Viscositätssteigerung
verbunden, bis in Stase die Aggregate endlichen Schubspannungen zu widerstehen vermögen, ohne zu fließen.

Die therapeutische Beeinflussung der Aggregation und ihrer Folgen ist
grundsätzlich möglich auf 2 Wegen: 1. durch Veränderung der Fließeigenschaften des Blutes und 2. durch Beeinflussung der Kräfte der Strömung,
d. h. Erhöhung der Schubspannungen.

Wie seit den Untersuchungen von Fahraeus bekannt, ist die Erythrocytenaggregation und, wie wir jetzt zeigen konnten, deren rheologische Konsequenz, eine Funktion der großmolekularen Plasma-Eiweiß-Körper: Vorweg Fibrinogen, aber unter pathologischen Umständen auch Globuline, verursachen Aggregation [1, 30]. Es werden somit Hämatokrit und Plasma-Eiweiß-Konzentration zu den bestimmenden Größen für das Ausmaß des Viscositätsanstiegs des Blutes bei Strömungsverlangsamung.

Dies führt zur Frage der therapeutischen Beeinflußbarkeit der Erythrocytenaggregation und damit der Fließeigenschaften des Blutes durch Plasmaexpander bzw. Plasmaersatzmittel.

Von verschiedenen Autoren [8, 9] war dem niedrigmolekularen Dextran eine spezifisch desaggregierende Wirkung zugeschrieben worden. Bisher konnte die dynamische Wirkung der Aggregation lediglich durch Viscometrie des Blutes in Praestase quantifiziert werden: Alle Autoren, die solche Untersuchungen durchgeführt haben [31, 32, 33] haben übereinstimmend eine spezifisch desaggregierende Wirkung dieser Substanz verneint, da keine signifikanten Änderungen im viskösen Verhalten gefunden werden konnten. Unter Zuhilfenahme mehrerer verschiedener, rheologischer Methoden sind diese Befunde bei Zugabe von Dextranen verschiedener Molekulargewichte zu Blut in vitro wiederum bestätigt worden [34]. Abbildung 8 zeigt, daß nach Zugabe von 10%igem Dextran 40000 zu Citratvollblut im Verhältnis von 1:10 der Hämatokrit erniedrigt, die Viscosität des Blutes in Praestase und die extrapolierte Fließschubspannung zwar erniedrigt werden, jedoch ist der Effekt weniger ausgeprägt als bei gleich großer Zugabe von Kochsalzlösung. Eine 6%ige Lösung von Dextran 60000, im gleichen Verhältnis dem Citratblut zugegeben, erhöhte die Viscosität in Praestase und die extrapolierte Fließschubspannung trotz eines Hämatokritabfalls (Tab. 1).

Tabelle 1. *Fließeigenschaften von Vollblut. Effekt einer 10% Verdünnung mit Dextran 40, Dextran 75 und physiologischer Kochsalzlösung. Werte in % der Kontrolle bei 40% Hämatokrit*

	Dextr. 40	Dextr. 75	Kochsalz-lösung
Haematokrit	86	88	87
Plasmaviskosität	139	139	95
Extrapolierte Fließschub- spannung	71	133	59
Blutviskosität bei schneller Strömung (230 sec^{-1})	103	95	94
Maximaler Schergrad der Aggregation	90	90	75

Verdünnung des Plasmas allein mit Korrektur des Hämatokrits auf einen konstanten Wert (Tab. 2) ergab ähnliche Verhältnisse: Viscosität in Praestase und extrapolierte Fließschubspannung stiegen nach Dextran 75 000, fielen nach Dextran 40 000, jedoch weniger als nach Zugabe von Kochsalzlösung. Auf der anderen Seite führte hier Dextran zu einer Erhöhung der Blutviscosität, was auf der gleichzeitig gefundenen Erhöhung der Plasmaviscosität beruhen dürfte, ein Befund, der bereits mehrfach mitgeteilt wurde, z. B. [35, 36].

Tabelle 2. *Fließeigenschaften von Vollblut. Effekt einer Plasmaverdünnung mit Dextran 40, Dextran 75 und Kochsalzlösung. Werte in % der Kontrolle bei unverdünntem Blut (Hct 45%)*

	Dextran 40		Dextran 75		Kochsalz-lösung	
Prozentuale Verdünnung	20%	40%	20%	40%	20%	40%
Hämatokrit	100	100	100	100	100	100
Extrapolierte Fließschubspannung	81	51	146	190	54	22
Blutviskosität bei schneller Strömung	111	132	108	127	96	93
Plasmaviskosität	132	150	107	135	88	77

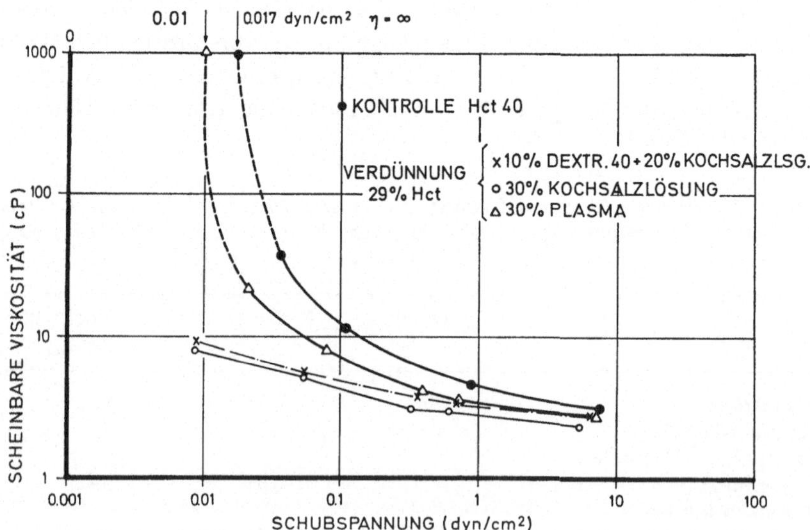

Abb. 9. Einfluß der Zugabe von 1/10 Dextran (M. G. 40000) und 2/10 Kochsalzlösung, von 3/10 Verdünnung mit Kochsalz und 3/10 Verdünnung mit Plasma auf das Fließverhalten von Citratblut

Bloße Zugabe von Dextranlösungen zu Vollblut imitiert den Effekt einer Dextraninfusion in vivo nur unvollkommen. Aufgrund seiner Wirkung als Plasmaexpander ist der hämodilutorische Effekt von Dextran und damit die Wirkung auf die Strömungseigenschaften des Blutes wesentlich ausgeprägter. Abbildung 9 zeigt die Viscositätsprofile nach Zugabe von $^1/_{10}$ Volumen von Dextranlösung 10% (M.G. 40000) und zusätzlicher Zugabe von $^2/_{10}$ Kochsalzlösung in vitro: Jetzt resultiert ein starker Abfall der Viscosität, der jedoch wiederum geringer ist als bei gleichstarker Verdünnung mit Kochsalzlösung. Der kombinierte Effekt von Dextran und Kochsalzverdünnung ist jedoch wesentlich ausgeprägter als der einer gleichstarken Reduktion des Hämatokrits durch Plasma-Zugabe: ein Beweis für die unspezifisch desaggregierende Wirkung einer Verdünnung der Plasma-Eiweiß-Körper (Tab. 3).

Tabelle 3. *Fließeigenschaften von Vollblut. Effekt einer Verdünnung mit Dextran 40 (10%) Kochsalzlösung und Plasma Werte in % der Kontrolle bei 40% Haematokrit*

	10% Dextran 40	10% Kochsalzlösung	30% Plasma	10% Dextr. 20% Kochsalzlösung	30% Kochsalzlösung
Haematokrit	86	87	71	71	71
Plasmaviskosität	139	95	100	94	89
Extrapolierte Fließschubspannung	71	59	71	21	2
Blutviskosität bei schneller Strömung (230 sec^{-1})	103	94	85	87	72
Maximaler Schergrad der Aggregation	90	70	100	25	31

Geht man aus von den Tatsachen, daß 1. die Aggregation eine physiologische Eigenschaft menschlicher Erythrocyten ist und 2. durch sie die Viscosität des Blutes in Praestase fast exponentiell ansteigt, so ist die Annahme einer spezifisch desaggregierenden Wirkung von niedrigmolekularem Dextran nicht mehr notwendig, um die oft beobachtete Auflösung intravasaler Aggregation zu erklären, z. B. [37]. Diese Befunde klären sich vielmehr zwanglos durch eine unspezifische, rheologische Wirkung, die nichts destoweniger von großen hämodynamischem Vorteil ist: Reduktion von Hämatokrit um $^1/_4$–$^1/_3$ des Ausgangswertes zusammen mit einer entsprechenden Reduktion der Konzentration der aggregierenden Plasmaeiweißkörper bewirkt eine sehr deutliche strömungsbegünstigende Wirkung in vitro. Diese ist zwar auch bei schneller Strömung einwandfrei nachweisbar, in Prästase jedoch in ihrem Ausmaß wesentlich ausgeprägter. Es ist also sehr wohl denkbar, daß unter den Bedingungen eines bestehenden oder

drohenden Kreislaufversagens diesem Viscositätseffekt eine für den Gesamt-
kreislauf kritische Wirkung zukommt.

Zweifellos wäre eine einseitige Betrachtung des Kreislaufversagens
unter den Aspekten der Mikrozirkulation oder gar der Mikrorheologie
des Kreislaufs ebenso verfehlt, wie die alleinige Berücksichtigung anderer
Größen, wie z. B. dem Blutvolumen oder dem arteriellen Blutdruck. Angesichts der bedeutenden Stellung der Mikrozirkulation hinsichtlich der
Funktion und der anatomischen Ausdehnung [38, 39] und angesichts der
physiologischen Variabilität der Viscosität des Blutes dürften jedoch
rheologische Faktoren bei den Vorgängen, die eine *Normalisierung* eines einmal gestörten Kreislaufs *verhindern*, eine wichtige Rolle zukommen: liegt
hier doch ein sich selbst verstärkender pathophysiologischer Mechanismus
vor. In diesem Zusammenhang können unsere Befunde Anlaß zu therapeutischen Spekulationen sein: Ziel jeder Therapie im Kreislaufversagen muß
es sein, das Blut aus dem Bereich seiner hohen Viscosität herauszuhalten.
Dies ist möglich durch Einwirkung auf die *Fließbedingungen* im Kreislauf und
durch Einwirkung auf die *Fließeigenschaften* des Blutes. Die Fließbedingungen können durch Auffüllung des Kreislaufs, Normalisierung des HZV und
des peripheren vasogenen Widerstands beeinflußt werden.

Hierbei ist wiederum zu berücksichtigen, daß Blutvolumen, venöser
Rückstrom, Herzzeitvolumen, peripherer, sog. vasogener Widerstand,
Kapillarperfusion und über venoläre Erythrocytenaggregation wiederum
zirkulierendes Volumen und damit venöser Rückstrom auf untrennbare
Weise miteinander verknüpft sind [40]. Es liegen bisher keine experimentellen
Untersuchungen darüber vor, inwieweit durch therapeutische Maßnahmen
einer dieser Faktoren beeinflußt wird, es erscheint sogar fraglich, ob eine
solche Differenzierung sich wird vornehmen lassen. Da z. B. die reflektorische
Vasoconstriction, nach wie auch immer verursachtem Abfall des Herzzeitvolumens, die in der Mikrozirkulation wirksamen Strömungskräfte
reduziert, hat jede Auffüllung des Gefäßsystems infolge Durchbrechung der
pressorisch wirksamen Kreislaufreflexe eine Zunahme der Druckgradienten
in der Mikrozirkulation zur Folge. Diese wiederum reichen dann aus, um
vorher aggregiertes Blut wieder zu dispergieren, die Strömung trotz gleicher
Aggregationsneigung wieder zu normalisieren. Die Fließeigenschaften des
Blutes werden, wie unsere Befunde zeigten, am besten durch Hämodilution
beeinflußt.

Es soll nicht übersehen werden, daß diese in vitro Befunde sich nicht
ohne weiteres auf die Situation in vivo übertragen lassen. Vor allem ist die
Tatsache zu berücksichtigen, daß jene Substanzen, die die ausgeprägtesten
strömungsbegünstigenden Effekte haben, sich nicht lange im Kreislauf
halten. Trotzdem glauben wir, daß diesen objektiven Messungen in vitro
eine Stütze der von Gruber [41] aufgrund von klinischen und tierexperimen-
tellen Untersuchungen ausgesprochenen Warnung vor kritikloser Trans-

fusionstherapie bei Hypovolämie darstellen. Zur Bekämpfung eines bestehenden oder Prophylaxe eines drohenden Schocks ist es notwendig, sowohl den Volumenersatz, als auch Normalisierung der Mikrozirkulation anzustreben. Angesichts der Tatsache, daß fast alle Kolloide, die längere Zeit im Kreislauf verbleiben, eine gewisse aggregierende Wirkung besitzen, können wahrscheinlich beide Ziele nicht simultan und mit einem therapeutischen Eingriff erreicht werden. Vom rheologischen Standpunkt ist daher vorzuschlagen, daß zunächst eine Normalisierung der Mikrozirkulation mit niedermolekularen, ja evtl. nur kurzfristig im Kreislauf verbleibenden Infusionsmitteln anzustreben ist. Das Blut dürfte dann wieder im Bereich seiner normalen, niedrigen Viskosität strömen. Erst wenn die Mikrozirkulation normalisiert ist, wofür es wenig objektive Meßwerte aber umso verläßlichere klinische Anzeichen gibt, sollte ein langdauernder Volumenersatz angestrebt werden. Und da es nicht darauf ankommen kann, Erythrocyten nach intravasal sondern wirklich in den Kreislauf, vor allem der nutritiven Kapillaren zu befördern, sollte die Frage der Bluttransfusion erst dann geprüft werden, wenn nach Wiederingangsetzung des Kreislaufs eine Erhöhung des Erythrocytenvolumens notwendig erscheint. Diese rheologischen Überlegungen lassen sich in einem Satz von WELLS zusammenfassen, der seine Prägnanz bei der Übersetzung aus dem Englischen verliert: "If you want to keep blood liquid keep it flowing".

Zusammenfassung

Die Mikrorheologie des Blutes kann heute mit Rotationsviscosimetern untersucht werden, in denen eine künstliche Strömung des Blutes induziert wird. Es zeigte sich, daß die Mikrorheologie des Blutes gekennzeichnet ist durch Erythrocytenaggregation bei langsamer Strömung und Erythrocytendeformation bei schneller Strömung. Durch die physiologische Aggregation steigt die Viscosität des Blutes in Prästase fast exponentiell an, und Blut vermag endlichen scherenden Kräften (Fließschubspannung) zu widerstehen, ohne zu fließen. Diese physiologische Viscositätserhöhung durch Aggregation tritt beim Kreislaufversagen vor allem in der Mikrozirkulation auf. Das Ausmaß der prästatischen Viscositätserhöhung ist eine Funktion von Hämatokrit und Konzentration von Plasma-Eiweiß-Körpern: Nach Hämodilution ist der prästatische Viscositätsanstieg wesentlich geringer, die Fließschubspannung verschwindet. Die mutmaßliche Beziehung von Aggregation, Viscositätsanstieg und Fließschubspannung beim Bild der durch Aggregation gestörten Mikrozirkulation wird erörtert („Blood sludge"). Infusionstherapie sollte danach jeweils unter dem Aspekt einer strömungsbegünstigenden Wirkung bzw. dem Aspekt eines dauernden Volumenersatzes gesehen werden.

Literatur

1. Fahraeus, R.: Die Strömungsverhältnisse und die Verteilung der Blutzellen im Gefäßsystem. Klin. Wschr. 7, 100–106 (1928).
2. Knisely, M. H., Bloch, E. H., Eliot, T. S., Warner, L.: Sludged blood. Science 106, 431–433 (1947).
3. Robertson, H. S., Wolf, S., Wolff, H. G.: Blood „sludge" phenomenon in human subjects. Notes on its significance and on the effects of vasomotor drugs. Amer. J. Med. Sci. 219, 534–537 (1950).
4. Fowler, E. P.: Capillary circulation with changes in sympathetic activity. I. Blood sludge from sympathetic stimulation. Proc. Soc. Exp. Biol. Med. 72, 592 (1949).
5. Stalker, A. L.: Intravascular erythrocyte aggregation. Bibl. anat. (Basel) 4, 108 (1964).
6. Thuransky, K.: Der Blutkreislauf der Netzhaut. Ung. Akad. Wiss. Budapest 1957.
7. Knisely, M. H.: Intravascular erythrocyte aggregation (blood sludge). In: Handbook of Physiology, Section 2, Vol. III, pp. 2249–2292 Ed. W. F. Hamilton and P. Dow: Washington D. C.: American Physiol. Soc. 1965.
8. Gelin, L. E.: Disturbance of the flow properties of blood and its counteraction in surgery. Acta chir. scand. 122, 287–293 (1961).
9. Engeset, J., Stalker, A. L., Matheson, N. A.: Objective measurement of the dispersing effect of dextran 40 on red cells from man, dog, and rabbit. Cardiovasc. Res. 1, 385–388 (1967).
10. Conference on the evaluation of low molecular weight dextran in shock. National Acad. Sci.-National Res. Council Washington, D. C. 1963.
11. Whitmore, R. L.: Rheology of the circulation. Oxford London: Pergamon Press 1968.
12. Schmid-Schönbein, H., Wells, R. E., Schildkraut, R.: Microscopy and viscometry of blood flowing under uniform shear rate (rheoscopy). J. appl. Physiol. 26, 674–678 (1969).
13. Gillison, P. J., Dauwalter, C. R., Merrill, E. W.: A rotational viscometer using A. C. torque to balance loop and air-bearing. Trans. Soc. Rheol. 7, 319–331 (1963).
14. Schmid-Schönbein, H., Gaehtgens, P., Hirsch, H.: On the shear rate dependence of red cell aggregation in vitro. J. clin. Invest. 47, 1447–1454 (1968).
15. —, Wells, R. E.: Quantification of the dynamics of red cell aggregation. Bibl. Anat. 10, (1969) im Druck.
16. — —, Goldstone, J.: Influence of deformability of human red cells upon blood viscosity. Circulat. Res. 25, 131–143 (1969).
17. — —: Fluid drop like transition of erythrocytes under shear. Science 165, 288–291 (1969).
18. Hess, W. R.: Gehorcht das Blut dem allgemeinen Strömungsgesetz der Flüssigkeiten? Pflügers Arch. ges. Physiol. 162, 187–244 (1915).
19. Dintenfass, L.: Thixotropy of blood and proneness to thrombus formation. Circ. Res. 11, 233–239 (1962).
20. Merrill, E. W., Gilliland, E. R., Cokelet, G., Shin, H., Britten, A., Wells, R. E., jr.: Rheology of human blood near and at zero flow. Effects of temperature and hematocrit level. Biophys. J. 3, 199–213 (1963).
21. Wells, R. E., Gawronski, T. H., Cox, P. M., Perera, R. D.: Influence of fibrinogen on flow properties of erythrozyte suspensions. Amer. J. Physiol. 207, 1035–1040 (1964).

22. CASSON, N.: A flow equation for pigment-oil suspensions of the printing-ink type. In: Rheology of Disperse Systems, C. C. Mill Ed. pp. 84–104. New York: Pergamon Press 1959.
23. MERRILL, E. W., BENIS, A. M., GILLILAND, E. R., SHERWOOD, T. K., SALZMAN, E. W.: Pressure flow relations of human blood in hollow fibers at low flow rates. J. appl. Physiol. 20, 954–967 (1965).
24. BENIS, A. M., LACOSTE, J.: Study of Erythrocyte Aggregation by blood viscometry at low shear rates sing a balance method. Circulat. Res. 22, 29–41 (1968).
25. GOLDSMITH, H L.: The microrheology of red blood cell suspensions. J. gen. Physiol. 52, 5–27 (1968).
26. FUNG, Y. C.: Theoretical considerations of the elasticity of red cells and small blood vessels. Fed. Proc. 25, 1761–1722 (1966).
27. BURTON, A. C.: Physiology and Biophysics of the circulation. Year Book Med. Chicago: Publishers Inc. 1965.
28. WELLS, R. E.: Blood flow in the microcirculation of man and the flow properties of blood. Bibl. Anat. 9, 520–524 (1967).
29. SCHMID-SCHÖNBEIN, H., GAEHTGENS, P., HIRSCH, H.: Nicht-Newton'sche Viskosität des Blutes und Erythrozytenaggregation. Proc. III. Symposion Internat. Anaesthesiol. Poznan (Polen) 1967.
30. WELLS, R. E., MERRILL, E. W., GABELNICK, H., DRAPER, C. S., GILLISON, P. J., JR., DAUWALTER, C. R.: Shear rate dependence of viscosity of blood. Interaction of red cell and plasma proteins. Trans. Soc. Rheology 6, 19–24 (1962).
31. GREGERSEN, M. I., USAMI, S., PERIC, B., CHANG, C., SINCLAIR, D., CHIEN, S.: Blood viscosity at low shear rates. Effects of low and high molecular dextrans. Biorheology 1, 247–253 (1963).
32. MEISELMAN, H. J., MERRILL, E. W., SALZMAN, E. W., GILLILAND, E. R., PELLETIER, G. A.: Effect of dextran on rheology of human blood: low shear viscometry. J. appl. Physiol. 22, 480–486 (1967).
33. WELLS, R. E.: Hemorheologic effects of the dextrans on erythrocyte aggregation: hemodilution versus disaggregation. Hemorheology (Proc. 1. Internat. Conf.) Oxford & New York: Pergamon Press 1967.
34. SCHMID-SCHÖNBEIN, H. , GOLDSTONE, J., WELLS, R. E.: Rheological in vitro-effects of plasma substitutions. In Vorbereitung.
35. BOLLINGER, A., LÜTHY, E., JENNY, E.: Vollblutviscosität bei verschiedenen Schergeschwindigkeiten und ihre Beeinflussung durch niedrigmolekulares Dextran. Klin. Wschr. 45, 939–943 (1967).
36. ROSENBLUM, W. J.: Effects of dextran 40 on blood viscosity in experimental macroglobulinaemia. Nature (London) 218, 591–598 (1968).
37. GELIN, L. E., SHOEMAKER, W. C.: Hepatic blood flow and microcirculatory alterations induced by dextran of high and low viscosity Surgery 49, 713 (1961).
38. WIEDEMAN, M. P.: Dimensions of blood vessels from the distributing artery to collecting vein. Circulat. Res. 12, 375–378 (1963).
39. KNISELY, W. H., HAHALEY, M. S., JETT, H. H.: Approximation of total vascular space and its distribution in three sizes of blood vessels by plastic casts Circulat. Res. 6, 20–25 (1958).
40. SUSUKI, SHOEMAKER, W. C.: Effect of low viscosity dextran on red cell circulation in hemorhagic shock Surgery 55, 304–310 (1964).
41. GRUBER, U. F.: Blutersatz. Berlin-Heidelberg-New York: Springer-Verlag 1968.

Herzstillstand und seine Behandlung

Von **M. Körner**

Aus der Zentralen Anaesthesieabteilung (Leiter: Dr. M. KÖRNER)
der Städt. Krankenanstalten in Krefeld

Sie werden wohl nicht von mir erwarten, daß ich hier die allgemein anerkannten und überall nachzulesenden Prinzipien der Herzwiederbelebung aufzähle. Für diejenigen, die das doch wünschen, habe ich ein paar Dias mitgebracht, die Stichworte zur Erkennung und Behandlung des Herzstillstandes enthalten. Ich werde sie während meines Vortrages projizieren lassen (Tab. 1–3).

Tabelle 1. *Herzstillstand*

Erkennung:	Kontrolle der Wirkung:
Pulslosigkeit	Carotispuls tastbar?
Hautblässe	Hautfarbe gebessert?
Bewußtlosigkeit	Pupillen enger?
Pupillen weit	Falls äußere Herzmassage wirkungslos, sofort
und reaktionslos	Thoracotomie
	zur inneren Herzmassage (wenn
Sofortbehandlung:	technisch möglich)
Beatmung und	
äußere Herzmassage	

Tabelle 2. *Wiederherstellung des Herzschlages*

Azidose: 8,4 %iges Natr. bicarb. 50–200 ml oder 0,3 molares THAM 500 ml i.v.

Orciprenalin (Alupent) 0,2 mg i.v. (verdünnt)

Asystolie	Kammerflimmern
Orcipren. 0,2 mg i.v.	Elektr. Defibrillierung
Adrenalin 0,5 mg i.v.	äußere: 100–400 Watt-Sek.
Calcium glucon.	oder 500–1500 Volt
10 %ig 10 ml i.v.	innere: 20–60 Watt-Sek.
	oder 100–180 Volt

Bis zum Erfolg Sicherung der Zirkulation mit arterialisiertem Blut durch Herzmassage und Beatmung!

Tabelle 3. *Weiterbehandlung nach Herzwiederbelebung*

Säure-Basen-Haushalt kontrollieren und korrigieren!

Herz:	Atmung:
rhythmisieren	ausreichende
Herzkraft heben	Ventilation sichern
Kreislauf:	Niere:
Volumen ausgleichen	Ausscheidung fördern
Blut, wenn nötig,	ZNS:
Hypotonie beheben	Dehydrierung
	Sedierung
	Hypothermie, wenn nötig.

Dagegen möchte ich hier zwei Fragen anschneiden, bei denen ich eine Weiterentwicklung sehe und die vielleicht Stoff für die Diskussion bieten. Ich meine die Erkennung des *drohenden* Herzstillstandes einerseits und die Stellung der *Thoracotomie* in der Herzwiederbelebung andererseits.

Vorausschicken möchte ich noch, daß ich diese Fragen als Anaesthesist sehe, also vorwiegend aus der Sicht des Operationssaales und der operativen Intensivpflegestation. Hier liegen meistens primär herzgesunde Patienten, bei denen die *Asystolie* im Vordergrund steht.

Auf der cardiologischen Station liegen die Verhältnisse etwas anders. Hier sind Herzkranke zusammengefaßt, der Herzstillstand ist nicht so selten. Er ist gewissermaßen die schwerste Komplikation des Grundleidens, die mit einer bestimmten Wahrscheinlichkeit erwartet werden kann und daher auch ihre Letalität hat. Häufig geübte Verfahren, wie die Cardioversion und die Herzkatheterisierung, geben dem Personal Übung mit Methoden, die auch für die Herzwiederbelebung eine Rolle spielen.

Wir sehen heute auf diesen Stationen bedeutende Fortschritte in der Überwachung der Herzkranken. Die fortlaufende EKG-Abnahme mit automatischer Registrierung bei Störungen der Herzströme, die Auslösung von Alarmgebern bei bestimmten Abweichungen von den bisherigen Frequenzen und Rhythmusformen und die Möglichkeit der sofortigen elektrischen Herzreizung sind besonders eindrucksvoll. Für Myocardinfarkte beträgt nach einer Zusammenstellung von STOECKEL die Überlebensrate auf der Herzstation 40–60% gegenüber 4–15% auf der Allgemeinstation.

Es drängt sich die Frage auf, wieweit wir diese Fortschritte im Operationssaal ausnutzen können. Sicher wird es möglich sein, an einem oder zwei Operationstischen die technischen Voraussetzungen zu schaffen und hier solche Patienten zu operieren, die aufgrund ihres Allgemeinleidens oder infolge des Eingriffes Herzstörungen erwarten lassen.

Herzstillstände treten aber auch bei Bagatelleingriffen wie Tonsillektomien, Cytoskopien, Schieloperationen und auch bei anscheinend Herzgesunden auf. Hier sind sie selten, kommen aber gerade deshalb meist unerwartet. Auf jedem der 20 Operationstische, die ich zu überwachen habe, kommt durchschnittlich alle 4 Jahre ein Herzstillstand vor. In dieser Zeit operieren wir etwa 40000 Patienten. Eine fortlaufende EKG-Überwachung bei allen Patienten ist auch deshalb schwierig, weil viele Operateure nicht auf den Hochfrequenzstrom zum Schneiden und zur Blutstillung verzichten können und dadurch die Herzstromkurve immer wieder stören.

Übrigens sind manche der modernen Monitoren mit ihren Mini-Oscilloskopen nur schlecht für die Beurteilung der Herzströme geeignet.

Für die große Mehrzahl der Operationen bleiben uns also zur Herzüberwachung die bisherigen Methoden der kontinuierlichen Pulskontrolle, der intermittierenden Blutdruckmessung, der Ventilations- und Volumenüberwachung. Sie reichen nach unserer Erfahrung auch aus, wenn der Puls wirklich Schlag für Schlag überwacht wird, wenn bei Störungen Atmung und Kreislauf überprüft werden, Eingriff und Narkose unterbrochen werden und wenn jetzt ein EKG geschrieben wird. Zur Beurteilung von Herzrhythmusstörungen ist das EKG unbedingt erforderlich, und es empfiehlt sich, die Elektroden bereits vor Narkosebeginn aufzukleben.

Das entscheidende Problem ist hier mehr organisatorischer und psychologischer Art, daß nämlich bei der relativen Seltenheit der Herzstillstände die Überwachung eben doch nicht in jedem Falle lückenlos ist, daß Warnzeichen nicht erkannt oder nicht entsprechend gewürdigt werden.

Nach meiner Überzeugung kommt auch im Operationssaal ein Herzstillstand nur ganz selten ohne erkennbare Prodrome, und die Seltenheit des Ereignisses beweist, daß die Vorzeichen in der überwiegenden Zahl erkannt und die Ursache der Herzstörung richtig behandelt wird.

Bei der Frage, wann zur Herzwiederbelebung eine Thoracotomie indiziert ist, sehe ich eine Diskrepanz zwischen dem Vorgehen der Internisten und der Chirurgen. Während unsere Chirurgen sofort den Thorax eröffnen, wenn die äußeren Methoden keine ausreichende Zirkulation ergeben, wird auf der Herzstation in keinem Fall thoracotomiert.

Mich interessiert diese Frage besonders in den Operationssälen der nichtchirurgischen Fächer, wo z. B. der Orthopäde, der Augen- oder Ohrenarzt im allgemeinen wenig Neigung verspürt, einen Thorax zu eröffnen und sich dabei gern auf das Vorgehen in der cardiologischen Station beruft.

Es ist erwiesen, daß die äußere Herzmassage eine ausreichende Zirkulation erzeugen kann. Wir sahen kürzlich eine Asystolie bei einer jungen Frau während einer Cystoskopie in Narkose. Unter äußerer Herzmassage kam bei weiterbestehendem Herzstillstand die Spontanatmung wieder in Gang, und die Patientin machte so deutliche Abwehrbewegungen, daß wir Sorge wegen der Amnesie bekamen. Sie erwies sich nachher jedoch als vollständig. Nach intravenöser Injektion von Orciprenalin und Adrenalin kam das Herz nach 12 min wieder in Gang. Der Verlauf war störungsfrei.

Nicht ausreichend war die äußere Herzmassage dagegen bei einem 72jährigen Mann mit Emphysembronchitis, der kurz nach einer Tracheotomie in Lokalanaesthesie Kammerflimmern bekam. Der periphere Puls wurde während der Thoraxkompressionen nicht tastbar, die anfänglich erhaltene Spontanatmung setzte aus, die Pupillen wurden weit, der Patient verfiel rapide. Der Thorax wurde sofort eröffnet und das flimmernde Herz direkt komprimiert. Sofort wurden während der Kompressionen Pulse tastbar, die Pupillen wurden wieder eng, und die Hautfarbe besserte sich. Ohne weitere Maßnahmen ging das Kammerflimmern in geordnete Herzaktion über, und der Patient erholte sich. Im postoperativen Verlauf bekam er ein Pleuraempyem, und sein Grundleiden, ein Larynx-Karzinom, wurde deshalb nicht operiert, sondern bestrahlt.

Das Beispiel zeigt erstens, daß bei starrem Thorax die äußere Herzmassage unzureichend und eine Thoracotomie erforderlich sein kann. Zweitens zeigt es, daß die Notthoracotomie mit Komplikationen belastet ist.

Wir haben daraus die Folgerung gezogen, daß wir auf der Station, wo wir nicht aseptisch arbeiten können, im allgemeinen auf die Thoracotomie verzichten, besonders dann, wenn der Herzstillstand vom Grundleiden her zu erwarten war. Im Operationssaal dagegen fordern wir die Thoracotomie, wenn die äußere Herzwiederbelebung erfolglos bleibt. Ist kein geeigneter Operateur erreichbar, dann macht der Anaesthesist die Thoracotomie, denn er hat ausreichende Erfahrungen von der Thoraxchirurgie her.

Ich habe versucht zu zeigen, daß bei uns Unterschiede bestehen bei der Herzwiederbelebung auf der Station einerseits und im Operationssaal andererseits, Unterschiede, die sich erklären aus der anderen Zusammensetzung der Patienten und aus unterschiedlichen Voraussetzungen personeller und technischer Art. Man kann nicht überall dieselben Forderungen stellen. Es kommt darauf an, dem Patienten an dem Platz, wo er ist, und bei der Krankheit, die er hat, die größtmögliche Sicherheit zu bieten. Wir wollen den Fortschritt nutzen, das Altbewährte aber nicht vergessen.

Zusammenfassung

Ausgehend von Unterschieden auf der Herzstation und im Operationssaal bezüglich der Zusammensetzung der Patienten und der personellen und technischen Voraussetzungen wird auf die verschiedenen Möglichkeiten der Überwachung zur Erkennung eines drohenden Herzstillstandes hingewiesen. Weiterhin werden Unterschiede in der Indikationsstellung zur Thoracotomie im Rahmen der Herzwiederbelebung besprochen. Bei Versagen der äußeren Wiederbelebungsmaßnahmen sollte die Thoracotomie immer dann ausgeführt werden, wenn sie unter Berücksichtigung des Grundleidens des Patienten nicht aussichtslos erscheint und überall dort, wo ein ascptisches Arbeiten möglich ist, also in jedem Operationssaal.

Literatur

Stoeckel, H.: „Ergebnisse kardiozirkulatorischer Wiederbelebung". Z. prakt. Anästh. Wiederbeleb. 4, 189–199.

Möglichkeiten der Kreislaufüberwachung
im Rahmen der Intensivtherapie

Von **H. Lutz**

Aus der Abteilung für Anästhesiologie
(Direktor: Priv.-Doz. Dr. H. Lutz)
am Klinikum Mannheim der Univ. Heidelberg

Jedes Krankheitsgeschehen erfordert regelmäßige Kontrollen der Herz-
und Kreislauffunktion. Im Rahmen der Intensivtherapie besteht die
zwingende Notwendigkeit, möglichst viele hämodynamische Parameter zu

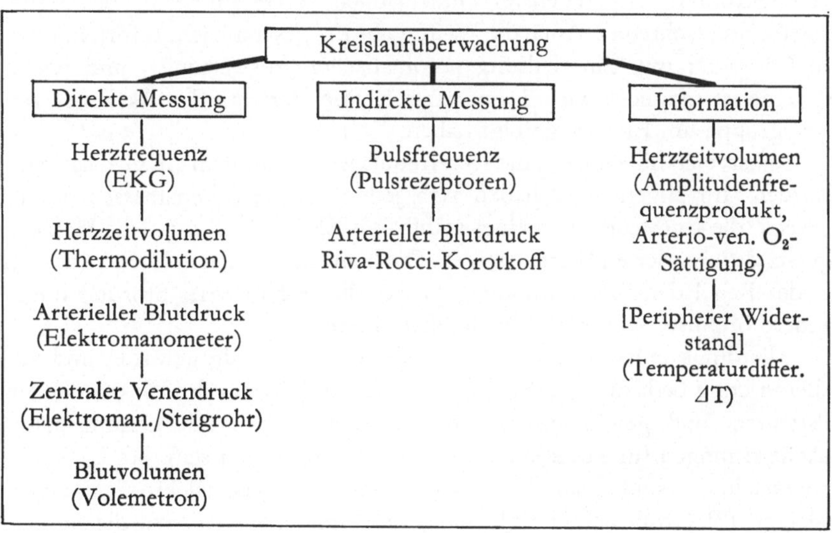

Abb. 1. Schematische Darstellung der verschiedenen Möglichkeiten zur Kreislaufüberwachung

erfassen und zu registrieren. Erst dann sind zuverlässige Aussagen über die
bestehende Situation und das einzuschlagende Therapieverfahren möglich.
Dabei ist den direkten Meßverfahren der Vorzug vor indirekten Methoden
zu geben, weil gerade bei unzureichender Kreislauftätigkeit die indirekte
Messung stärkeren Störeinflüssen unterliegt. Diagnostische Entscheidungen
oder therapeutische Konsequenzen sollten auch nicht mehr auf der Grund-

lage von Informations- oder Hilfswerten erfolgen, wenngleich der praktische Wert dieser Messungen nicht bestritten werden darf. Es sollte darüber hinaus zunehmend häufiger möglich sein, mit Hilfe bestimmter Laboruntersuchungen Aussagen zu treffen, ob die vorhandene hämodynamische Leistung den tatsächlichen Bedürfnissen des Organismus genügt. Die hier zur Verfügung stehende Zeit macht es unmöglich, sämtliche im Rahmen der Intensivtherapie eingesetzten Untersuchungsmethoden erschöpfend zu besprechen. Es soll vielmehr versucht werden, die praktische Brauchbarkeit und die Zuverlässigkeit der wesentlichsten Verfahren herauszustellen.

Direkt meßbar sind unter klinischen Bedingungen die Herzfrequenz, das Herzzeitvolumen, der arterielle und venöse Blutdruck, sowie das Blutvolumen.

Die Herzfrequenz wird am zuverlässigsten aus dem Elektrokardiogramm ermittelt. Da die Aussagekraft des EKG ganz allgemein von großer Bedeutung ist, scheint seine Überwachung, zumindest der Extremitäten-Ableitungen, unerläßlich. Die Dauerüberwachung des Elektrokardiogramms ist auch deshalb von großem Vorteil, weil sie die rasche Behebung eines evtl. auftretenden Herzstillstandes infolge Kammerflimmerns oder Asystolie ermöglicht. Zur Darstellung des EKG dienen Kardioskope mit Oszillographenröhren verschiedenster Dimensionen, ferner Einkanal oder Mehrkanal-Direktschreiber. Auch die Weitergabe der gesammelten Informationen an Computer mit Einschaltung automatischer Auswertungs- und Warnsysteme ist möglich, wie die ausgezeichneten Berichte der Aachener Arbeitsgruppe um EFFERT gezeigt haben.

Selbstverständlich kann die Herzfrequenz auch aus dem EKG ausgezählt werden. Im allgemeinen haben sich jedoch Herzfrequenzmesser durchgesetzt, die – gesteuert von einer wählbaren EKG-Ableitung – die Herzfrequenz als integrierten Wert anzeigen. Die heute angebotenen Geräte erfassen in der Regel den QRS-Komplex, so daß die Gefahr einer Störung durch andere Impulse, z. B. die T-Welle, nicht besteht [2].

Allerdings müssen auch moderne Geräte zuverlässig gewartet und vor allem richtig bedient werden. Auch der sichere Kontakt der Elektroden am Patienten muß gewährleistet sein. Plattenelektroden mit Gummispannbändern mögen für kürzere Zeitabschnitte ausreichend sein, bei Langzeitüberwachung sind Dauerklebeelektroden oder Nadelelektroden besser geeignet [2]. Große Schwierigkeiten bereitet immer wieder – wie die tägliche Praxis zeigt – die korrekte Anbringung der Elektroden an den Extremitäten. Die Weitergabe einer brauchbaren Gedächtnisstütze sei deshalb hier eingefügt: Wenn dem rechten Arm die rote Elektrode zugeordnet ist, wird die Farbskala der Verkehrsampel im Uhrzeigersinne den anderen Extremitäten zugeteilt (Abb. 2).

Das Herzzeitvolumen ist mit Indikator-Verdünnungsmethoden oder durch elektromagnetische Flowmessung bestimmbar. In der Praxis haben sich vor allem die Indikatorverdünnungsmethoden bewährt und dabei in erster Linie die Thermo-Injektionsmethode (Abb. 3). Die Vorteile des Verfahrens beruhen auf der fehlenden Toxizität sowie auf der schnellen und häufigen Wiederholbarkeit. Die gemessenen Temperaturveränderungen werden automatisch durch ein Rechengerät ausgewertet. Auch der am Patienten erforderliche Eingriff – Venen- und Arterien-Katheterisierung – ist im Verhältnis zum Aussagewert des Meßergebnisses dem Kranken durchaus

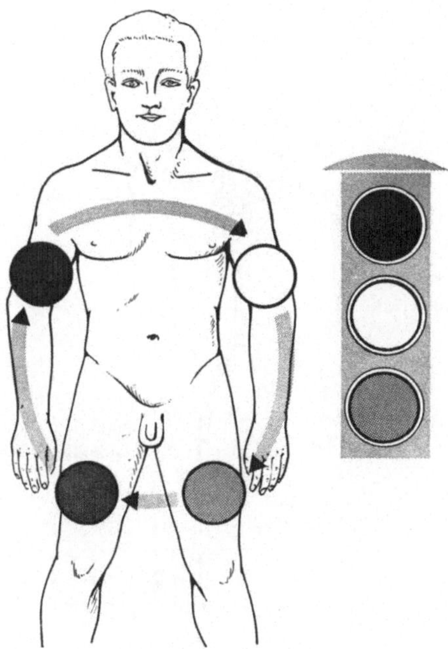

Abb. 2. Schematische Darstellung der korrekten Elektrodenposition bei Extremitätenableitung des EKG. Die Zuordnung der farbig markierten Elektroden erfolgt im Uhrzeigersinne entsprechend der Farbskala einer Verkehrsampel, wenn der rechte Arm mit der roten Elektrode markiert ist

zumutbar und gefahrlos. Die Thermo-Injektionsmethode selbst sowie das angegebene Prinzip der Auswertung ist in vielfacher Hinsicht mit guter Übereinstimmung überprüft worden und darf gerade für die Kreislaufüberwachung im Rahmen der Intensivpflege empfohlen werden [8].

Der arterielle Blutdruck kann direkt nur auf blutigem Wege gemessen werden. Die dafür erforderliche Freilegung oder Punktion einer Arterie bereitet im allgemeinen keine Schwierigkeiten. Zur eigentlichen Blutdruckmessung stehen Trägerfrequenzverstärker zur Verfügung, die zum Anschluß von Druckwandlern unterschiedlicher Bauart vorbereitet sind. Überwiegend werden Druckwandler nach dem Dehnungsmeßstreifenprinzip

eingesetzt, ebenso jedoch auch induktive oder kapazitive Wandler [2].
Sie werden mit Kathetern verbunden und mit heparinisierten Lösungen gefüllt, wenn sie nicht aufgrund ihrer kleinen Abmessungen mit Injektions-
nadeln versehen, direkt an einer Extremität eingesetzt werden. Zur Darstellung der mit Elektromanometern gewonnenen Blutdruckkurven werden
Kardioskope und Direktschreiber eingesetzt. Die Druckschwankungen
können an Anzeigeinstrumenten verfolgt werden. Absolute Voraussetzun-

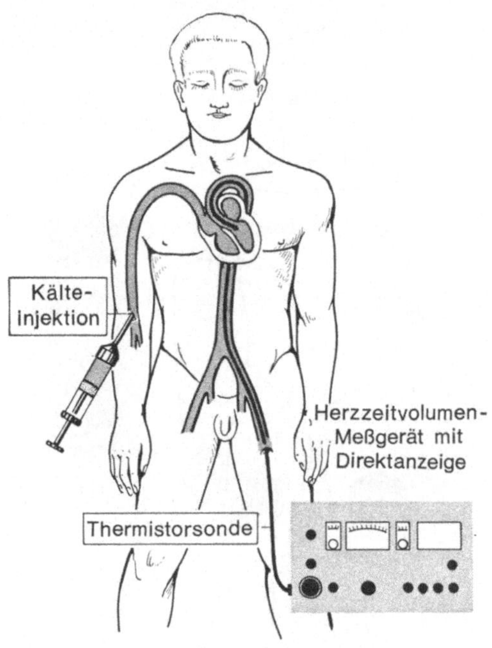

Abb. 3. Herzeitvolumenmessung mit der Thermo-Injektionsmethode. Die Eis-
wasserlösung wird über einen Venenkatheter in die Nähe des rechten Vorhofes
injiziert. Die daraus resultierende Temperaturänderung ist durch eine über die A.
femoralis angebrachte Thermistorsonde im Aortenbogen abgreifbar. Das Rechengerät ermittelt daraus simultan das zugehörige HZV

gen für zuverlässige Messungen sind die regelmäßige Eichung und die
Luftleere des Systems.

   Messungen des zentralen Venendruckes sind ebenfalls nur auf blutigem Wege
möglich. Sie sind beim Menschen einfach durchführbar, bedürfen aber
großer methodischer Sorgfalt. Die Druckabnahme muß unbedingt im
Bereich des rechten Vorhofes erfolgen. Als Zugangswege haben sich bewährt Vena cubitalis, Vena jugularis und Vena subclavia. Der Katheter kann
entweder am Elektromanometer angeschlossen werden oder ist lediglich mit
einem wassergefüllten Steigrohr verbunden. Referenzpunkt ist das Niveau

des rechten Vorhofes, welches am liegenden Patienten bei mittlerer Atemlage in der Mitte des Sternums und auf einer Höhe, die zwischen dem 2. und 3. Fünftel des Thoraxdurchmessers unter der vorderen Brustwand liegt, markiert werden kann. Um aus den abgelesenen Venendruckschwankungen keine falschen Schlüsse zu ziehen, muß beachtet werden, daß neben dem Blutvolumen auch die Leistungsfähigkeit des Herzens, der Gefäßtonus, respiratorische Einflüsse sowie in geringem Maße auch Capillardruck, Muskeltonus und Gewebsdruck in die Messung eingehen. Einmalige Messungen des zentralen Venendruckes besitzen deshalb nur einen sehr begrenzten Aussagewert über den hämostatisch-hämodynamischen Zustand des Patienten. Nur der wiederholte Vergleich der Venendruckänderungen gestattet eine zuverlässige Aussage über die vorliegende Situation [6].

Das Blutvolumen ist durch die Verdünnung intravasal verabreichter Testsubstanzen meßbar. Klinisch bewährt hat sich die Messung des Plasmavolumens mit ^{131}J-Albumin und die des Erythrocytenvolumens mit ^{51}Cr-Blutkörperchen. Unter Zuhilfenahme des automatisch arbeitenden Rechengerätes Volemetron liegt der Meßfehler im allgemeinen unter 5%, er steigt aber an, wenn gesteigerte Permeabilität für Eiweiß besteht, bei verzögerter Durchmischung infolge capillärer Stase oder Sludge, also gerade bei jenen Kreislaufstörungen, die eine genaue Kenntnis des Blutvolumens wünschenswert erscheinen lassen [9].

Indirekte Meßverfahren besitzen den Vorteil, auf unblutigem Wege und zumeist auch ohne größeren technischen Aufwand abnehmbar zu sein. Ihr Nachteil beruht auf der weniger zuverlässigen Genauigkeit der Meßergebnisse. Trotzdem gehören die im Rahmen der Kreislaufüberwachung eingesetzten Methoden seit langem zu den meistgeübten Verfahren.

Die Pulszählung z. B. wird noch vielerorts in großem Umfange zur Ermittlung der Herzfrequenz herangezogen, wenngleich bekannt ist, daß nicht jede Herzaktion auch eine Pulswelle bewirkt. Auch die automatische Auszählung des Pulses über photoelektrische Pulsrezeptoren oder Pulsrezeptoren mit Dehnungsmeßstreifen ist ebenso möglich, wie die Darstellung peripherer Pulskurven auf Kardioscope oder Direktschreiber [2]. Alle diese Methoden sind jedoch bei Patienten im Zustand ausgeprägter Kreislaufzentralisation nicht ausreichend leistungsfähig.

Die periphere Kontrolle des Pulses ist allerdings in den Fällen unbedingt notwendig, in denen die Herzaktion über einen Schrittmacher gesteuert wird. Auch nach Gefäßoperationen ist die periphere Messung vorteilhaft, um die Entstehung von Thrombosen frühzeitig zu erkennen.

Die indirekte Messung des arteriellen Blutdruckes erfolgt mit Blutdruckmessern, die fast ausschließlich nach dem Prinzip der Riva-Rocci-Korotkoff-Methode arbeiten. Diese Methode ist allgemein bekannt. Sie ist artefaktbehaftet und nicht absolut zuverlässig. Die Fehlermöglichkeit steigt an, wenn ausschließlich automatische Blutdruckmesser verwendet werden.

Vergleiche von indirekten mit direkten Meßverfahren zeigen bei guten Kreislaufverhältnissen im wesentlichen eine gute Übereinstimmung der Werte (Tab. 1). Dabei ist der systolische Druck bei indirekter Messung niedriger als bei direkter. Dagegen liegt der diastolische indirekte Druck gewöhnlich höher als der direkte [1]. Die Meßwerte können weiter verfälscht werden durch die unterschiedliche Dicke der Extremitäten. Als Regel gilt: Je dicker die Extremität, um so mehr sind die Druckwerte nach oben verfälscht. Bei Kindern sind deshalb für die auskultatorische Blutdruckmessung gestaffelte Manschetten notwendig, deren Größe der folgenden Tabelle entnommen werden kann (Tab. 2).

Tabelle 1. *Vergleich direkter Meßwerte mit indirekt gewonnenen Ergebnissen durch die Riva-Rocci-Korotkoff-Methode bei arterieller Blutdruckmessung*

	Direkte Messung	Riva-Rocci-Korotkoff
Pr. syst.	=	↓ (10–20 mmHg)
Pr. diast.	=	↑ (10–20 mmHg)
< 60 mmHg Korotkoff-Geräusch kaum wahrnehmbar		

Tabelle 2. *Manschettenbreiten für Blutdruckmessung bei Kindern mit der Methode nach Riva-Rocci-Korotkoff in Abhängigkeit vom Oberarmumfang*

Oberarmumfang	Manschettenbreite
7,5–10,5 cm	4 cm
10,0–12,5 cm	5 cm
12,5–15,0 cm	7 cm
15,0–20,0 cm	9 cm
>20,0 cm	12 cm

(nach Robinow u. Mitarb.)

Im Kindesalter kommt eine weitere Besonderheit hinzu. Die auskultatorische Bestimmung des diastolischen Blutdruckes ist hier wesentlich schwieriger als im Erwachsenenalter. Die Korotkofftöne können oft bis zum Nullpunkt auskultiert werden. Der Untersucher sollte bei solchen Befunden ehrlich gegen sich selbst bleiben und den diastolischen Wert besser mit 0 protokollieren als irgendeinen Scheinwert festzuhalten [7].

Im Schock liefern indirekte Blutdruckmessungen wenig zuverlässige Werte. So können infolge Längsdehnbarkeit der Arterien und Herabsetzung der Blutströmung unter der Manschette noch Pulse hervortreten, die keine Arterientöne mehr erzeugen. Es ist z. B. durchaus möglich, daß palpatorisch systolische Werte von 100–110 mmHg registriert werden, ohne daß durch die Menschettenkompression ein Arterienton hörbar ist. Unterhalb des

Druckes von 60 oder 70 mmHg lassen sich in der Regel Arterientöne überhaupt nicht mehr feststellen.

Zur Beurteilung hämodynamischer Störungen besitzen arterieller Druck, Venendruck und das Herzzeitvolumen eine besondere Bedeutung, weil auf der Grundlage dieser Meßgrößen sehr leicht der periphere Widerstand errechnet werden kann. Kenntnisse über das Ausmaß des peripheren Widerstandes sind aber gerade in diagnostischer und therapeutischer Hinsicht von großem Wert. Leider ist aber auch heute die direkte Messung des Herzzeitvolumens noch keine klinische Routinemethode. In der Praxis werden deshalb sehr gern einfachere Messungen durchgeführt, die zumindest eine Information über das bestehende hämodynamische Geschehen erlauben.

Informationen über die Höhe des HZV geben z. B.

1. das Amplitudenfrequenzprodukt oder
2. die arteriovenöse Sauerstoffsättigungsdifferenz [4].

Die Oxymetrie des aus arteriellem und zentralvenösem Katheter gewonnenen Blutes bietet technisch kein Problem. Das Verfahren kann weiter vereinfacht werden, wenn man sich zumindest auf die Oxymetrie von venösem Mischblut beschränkt, weil erfahrungsgemäß die arterielle Sauerstoffsättigung auch bei schlechtesten Kreislaufverhältnissen im Normbereich bleibt.

Informationen über das Ausmaß des peripheren Widerstandes sind auch aus dem Verhalten der Temperaturdifferenz ΔT [5] möglich. Bei simultaner Messung von Körperkern- und Körperoberflächentemperatur spricht die Zunahme der Temperaturdifferenz fast regelmäßig für den Anstieg der peripheren Minderdurchblutung.

Bleiben schließlich einige *zusätzliche Parameter*, die Aussagen über den Wirkungsgrad der hämodynamischen Leistung am Erfolgorgan der Körperzelle erlauben. Dazu zählen in erster Linie Messungen des Sauerstoffdruckes, der Wasserstoffionenkonzentration, die Bestimmung der Pyruvat- und Lactatkonzentration und auch die des Harnzeitvolumens. Stärkere Veränderungen dieser Parameter sind zumeist durch unzureichende Kreislaufverhältnisse bedingt. Überspitzt könnte man vielleicht sogar formulieren, daß durch kontinuierliche Registrierung der Sauerstoffspannung im Gewebe viele der beschriebenen Maßnahmen wahrscheinlich entbehrlich wären. Ob dieser Wunsch aber jemals erfüllt werden kann, wird weiteren schon laufenden Forschungen vorbehalten bleiben müssen.

Literatur

1. ANSCHÜTZ, F.: Blutdruckmessung beim Erwachsenen. Diagnostik **1**, 97 (1968).
2. EISERMANN, F.: Medizinisch-elektronische Gerätetechnik im Krankenhaus. Die Agnes-Karll-Schwester, der Krankenpfleger **6**, 260 (1968).
3. KEUTH, U.: Zur Methodik der Blutdruckmessung bei Kindern. Z. Kinderheilk. **86**, 169 (1961).

4. Lutz, H.: Differenzierung verschiedener Formen des Schocks durch einfache Meßverfahren. Dtsch. med. Wschr. **91**, 1943 (1966).
5. — Müller, C.: Die Temperaturdifferenz (ΔT), ein diagnostisches und therapeutisches Kriterium im Schock. Langenbecks Arch. klin. Chir. **319**, 1204 (1967).
6. — Stoeckel, H.: Physiologie und Pathophysiologie des zentralen Venendruckes. In: Anästhesiologie und Wiederbelebung. Band **34** (Venendruckmessung) Berlin-Heidelberg-New York: Springer, **1**, (1969).
7. Rautenburg, H. W.: Blutdruckmessung beim Kind. Diagnostik **2**, 4 (1969).
8. Schorer, R.: Die Technik der Thermo-Injektionsmethode mit Direktanzeige zur Bestimmung des Herzzeitvolumens. Z. prakt. Anästh. Wiederbeleb. **2**, 28 (1967).
9. Wiemers, K., Kern, E., Günther, M., Burchardi, H.: Postoperative Frühkomplikation. 2. Aufl. Georg Thieme-Verlag, 51 1969.

Aufgaben und Funktion der Überwachungsstation für Infarktkranke

Von **H. Just**

Aus der II. Medizinischen Universitätsklinik und Poliklinik Mainz
(Direktor: Prof. Dr. P. Schölmerich)

Überwachungsstationen für Infarktkranke bestehen seit ungefähr 8 Jahren. Brown in New York, Day in Kansas City und Julian in Edinburgh berichteten 1962 über die Möglichkeit, akute Komplikationen von Herzinfarkten in speziell hierfür eingerichteten Stationen erfolgreich zu behandeln. Voraussetzung waren die damals neuen Techniken der unblutigen Herzmassage (Kouvenhoven u. Mitarb.), verbesserte Techniken der Beatmung, die elektrische Unterbrechung von Tachyarrhythmien (Defibrillation, Kardioversion) und elektrische Erhaltung eines regelmäßigen Herzrhythmus bei Bradyarrhythmien (Schrittmacher), sowie die Möglichkeit, über das Elektrokardiogramm (EKG) den Herzrhythmus der Kranken fortlaufend zu beobachten (Monitor).

Trotz zunehmender technischer Komplizierung und großen personellen Aufwandes hat das Prinzip schnelle Verbreitung gefunden. Es wird geschätzt, daß heute allein in den USA etwa 400 solcher Einheiten in Betrieb sind.

Die Behandlungsergebnisse der Koronarwachstationen sind jedoch zunächst nicht besser gewesen, als diejenigen der Behandlung auf allgemeinen Krankenstationen. Auch ist bisher die Gesamtmortalität der Koronarerkrankungen nicht wesentlich beeinflußt worden. Diese statistische Beobachtung kann zwei Gründe haben:

1. Die Überwachungsstationen können die Komplikationen nicht besser beherrschen als allgemein-medizinische Stationen.

2. Die Mehrzahl der Infarkttodesfälle ereignet sich außerhalb der Reichweite der Wachstationen.

Das letztere scheint der Fall zu sein. Die Letalität des Herzinfarktes hat in den letzten 20 Jahren ziemlich gleichbleibend in den Ländern der westlichen Hemisphäre um 33% gelegen (Wahlberg). Bei stationärer Behandlung wurden Zahlen zwischen 23 und 30% genannt (Meltzer, Julian). Bei einem Vergleich der Ergebnisse mehrerer Koronarwachstationen fand Sloman 1968, daß diese eine nur um 3% niedrige Mortalität erreicht hatten (28% gegenüber 25%).

Nun sind derartige Vergleiche sicher sehr problematisch. Nicht zuletzt deswegen, weil diese Spezialstationen natürlich auch eine große Zahl besonders schwieriger Fälle anziehen. Zum anderen deswegen, weil es nicht einfach ist, vergleichbare Populationen zu untersuchen.

Eine Tatsache scheint jedoch festzustehen: Die Behandlungsergebnisse von Schock und Herzinsuffizienz wurden nicht verbessert. Wesentlich beeinflußt aber wurde die Sterblichkeit an Rhythmusstörungen (LOWN). Überwachungsstationen, die strikt auf frühzeitige Erkennung und Behandlung von Rhythmusstörungen ausgerichtet sind, berichten Mortalitätsziffern zwischen 13 und 20%. Diese Zahlen liegen bereits in der Nähe der Häufigkeit des heute noch unbeeinflußbaren, muskulären Herzversagens mit Insuffizienz und Schock (JULIAN).

Warum aber blieb bei diesen, doch ermutigenden Zahlen eine Senkung der Gesamtmortalität aus? Einmal gibt es viel zu wenige Infarktüberwachungsstationen. Außerdem sind die Resultate der verschiedenen Einheiten aus den verschiedensten Gründen unterschiedlich.

Zum anderen aber und hauptsächlich ereignen sich 50–60% der Infarkttodesfälle plötzlich, d. h. innerhalb der ersten Stunde (KULLER et al.), und hiervon wiederum 60% innerhalb der ersten 15 min (FRY). Diese Fälle sind wahrscheinlich nahezu ausschließlich durch elektrische Unstabilität mit Kammerflimmern oder – seltener – Herzstillstand verursacht. Muskuläres Herzversagen und Herzrupturen treten später ein. Gerade die Rhythmusstörungen der elektrischen Unstabilität aber können erfolgreich behandelt werden. Doch ist es schwer vorstellbar, wie diese Kranken von den konventionellen Überwachungs- und Intensivpflegestationen jemals rechtzeitig erreicht werden sollen. Das Beispiel der „Monitorambulanzen" in Belfast, Irland (PANTRIDGE & GEDDES) hat gezeigt, daß 78% der akut Erkrankten innerhalb von 15 min von trainiertem und mit Monitor und Defibrillator ausgerüstetem Personal erreicht werden können. Die dortigen Erfahrungen haben die Annahme bestätigt, daß Arrhythmien in der Frühphase des Infarktes besonders häufig und gleichzeitig erfolgreich zu behandeln sind.

JULIANS Patienten, die innerhalb der ersten 4 Std nach dem Infarkt aufgenommen wurden, zeigten in 5,5% der Fälle Kammerflimmern primärer Art, solche, die später als 4 Std nach dem Ereignis aufgenommen wurden, nur noch in 0,4%.

Die Bedrohung der Koronarkranken durch Arrhythmien ist außerordentlich. Übereinstimmend wird angegeben, daß 40–50% der Infarkttodesfälle auf elektrisches Versagen des Herzens zurückgehen.

Erste Aufgabe der Infarktwachstationen ist es daher, Rhythmusstörungen zu erkennen und zu behandeln. Die Kranken müssen möglichst frühzeitig aufgenommen und an den Monitor angeschlossen werden. Hierzu sind mehrere organisatorische und technische Voraussetzungen erforderlich:

1. Die praktischen Ärzte müssen die Möglichkeit haben, ihre Infarktpatienten *sofort* aufnehmen zu lassen. Dies erfordert Zusammenarbeit, ein rotes Telefon und stets ein freies Bett. Ob ein Notarztwagen mit Monitor und geschultem Personal als „verlängerter Arm" der Überwachungsstation eingesetzt wird, hängt von den örtlichen Gegebenheiten ab.

2. Es müssen auch solche Kranken *sofort* aufgenommen werden, bei denen nur der Verdacht auf einen Herzinfarkt besteht. Nach Klärung der Diagnose wird der Patient dann u. U. rasch weiterverlegt.

3. Die Überwachungsstation muß 24 Std besetzt und aufnahmefähig sein.

4. Sofort nach Erreichen der Station muß der Kranke an den Monitor angeschlossen werden. Dies ist erforderlich, damit die frühesten Anzeichen der elektrischen Unstabilität erkannt und schwerwiegende Rhythmusstörungen vorbeugend verhindert werden können. Der Begriff der Trend-Analyse spielt hier eine große Rolle. Unter einem Trend sind unter Umständen sehr rasch, innerhalb von Sekunden oder Minuten ablaufende Entwicklungen zu verstehen.

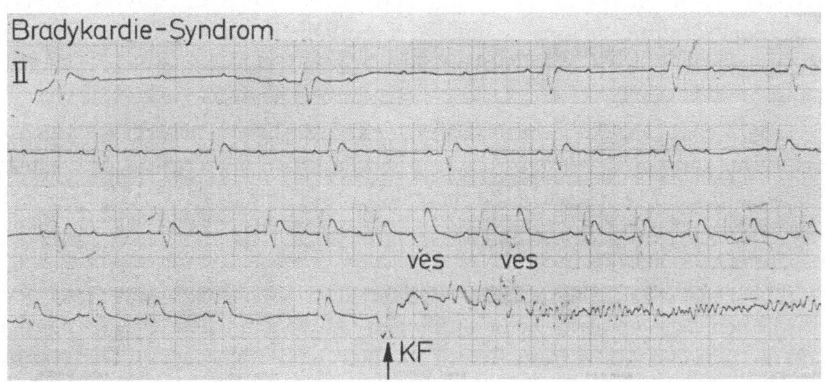

Abb. 1. Elektrische Unstabilität bei akutem Myokardinfarkt. 33jähriger Kraftfahrer. 24 min nach Beginn starken, retrosternalen Schmerzes plötzliche Verlangsamung der Herzfrequenz. Hochgradige bis vollständige AV-Blockierung abwechselnd mit Sinusbradykardie. Nach einigen ventriculären Extrasystolen plötzlich Kammerflimmern. Ausgedehnter Vorderseitenwandinfarkt. Späterer Heilverlauf komplikationslos

Wir haben gelernt, die Bradykardie, meistens in Form von phasenhafter Frequenzverlangsamung, zu fürchten. Bradykarde Zustände sind sehr häufig mit oder ohne AV-Block unmittelbare Vorläufer vom Kammerflimmern, daß ohne Behandlung sofort tödlich ist. Durch therapeutische Frequenzbeschleunigung kann die Entwicklung unterbrochen werden. Wir haben außerdem gelernt, ventrikuläre Extrasystolen, Knoten- und Kammerrhythmen, sowie AV-Block als Anzeichen elektrischer Unstabilität zu betrachten. Die Abbildung 1 illustriert die Bedrohung an einem kürzlich beobachteten Fall.

Supraventriculäre Extrasystolen, sowie Vorhofflimmern und -flattern sind meistens als Begleiterscheinungen muskulärer Herzinsuffizienz zu beobachten.

Zweite Aufgabe der Überwachungsstationen ist es, die häufige Herzinsuffizienz beim Infarkt, unter Umständen mit Schock, zu behandeln. Zu Beginn der Intensivbeobachtung von Infarktkranken wurde die Ansicht geäußert, daß die Möglichkeit der besonders frühzeitigen Erkennung und Behandlung der Insuffizienz deren Prognose verbessere. Wir wissen heute, daß gerade die Digitalisbehandlung bei Myokardinfarkt nur in wenigen Fällen wirksam ist. Die Behandlung der musculären Herzinsuffizienz ist insgesamt wenig erfolgreich und die Entwicklung einer akuten Insuffizienz ist selten überhaupt zu beeinflussen. Die Überwachungsstation muß zwar alle personellen und apparativen Voraussetzungen zur Behandlung des kardiogenen Schocks besitzen, es ist in dieser Hinsicht jedoch besonders günstig, wenn Infarktüberwachung und medizinische Intensivpflege voneinander getrennt, jedoch in engem räumlichem und organisatorischem Zusammenhang betrieben werden. Wir sind in Mainz in dieser glücklichen Lage.

Dritte Aufgabe der Station ist es, dem Kranken in einer Atmosphäre der Ruhe und der sicheren Führung über die Phase der akuten Gefährdung hinwegzuhelfen. Technische Komplexität und der unter Umständen durch dramatische Ereignisse komplizierte Verlauf dürfen diese Maxime nicht berühren.

Die rasch zunehmende Zahl der Koronarerkrankungen einerseits und die hohen Kosten und Schwierigkeiten der personellen Besetzung der Infarktstationen andererseits führen zu einer größer werdenden Diskrepanz zwischen Nachfrage und Angebot. Es ist unausweichlich, daß eine Selektion der Patienten erfolgen muß. Die Problematik ist ähnlich, wie wir sie von der chronischen Dialysebehandlung Nierenkranker her kennen.

Drei Möglichkeiten der Anpassung bestehen:

1. Maximale Betreuung weniger Kranker. Je länger der Aufenthalt auf der Station, desto besser wird das Ergebnis sein. Andererseits muß eine Anzahl gefährdeter Patienten ganz verzichten. Die Lösung ist unrealistisch.

2. Intensivbeobachtung in einem möglichst kurzen Zeitraum erlaubt es, daß eine größere Zahl von Patienten in den Genuß der Spezialbehandlung kommt. Das höhere Risiko der frühzeitigen Weiterbehandlung auf allgemeinen Stationen wird um den Preis der Überwachung einer größeren Anzahl von Patienten in der Phase der höchsten Gefährdung akzeptiert. Julian in Edinburgh arbeitet nach diesem Prinzip mit einer Verweildauer von 3 Tagen.

Der erste Tag bringt bei weitem die meisten Komplikationen, die darüberhinaus besonders erfolgreich behandelt werden können. Die Bedeutung des ersten Tages ist vielfach unterschätzt worden, da durch verzögerte Aufnahme die enorme Häufung von Rhythmusstörungen in den ersten 4 Std übersehen wird. Kammerflimmern aus elektrischer Unstabilität ist innerhalb der ersten 4 Std 25mal so häufig wie am 2. Tag. Erfahrungsgemäß kann man nach 38 Std Beobachtung recht gut beurteilen, ob der Verlauf günstig oder ungünstig sein wird. Verläuft diese erste Periode komplikationslos, so ist die Prognose gut. Tritt eine, wenn auch nicht sehr ausgeprägte Herzinsuffizienz auf, so ist die Bedrohung auch auf lange Sicht sehr viel höher. Progressive Insuffizienz und ernste Rhythmusstörungen, unter Umständen secundäres Kammerflimmern sind um so häufiger je schwerer die Herzinsuffizienz ist.

3. Die dritte Möglichkeit besteht darin, eine kleine Einheit zur Intensivbeobachtung – in unserem Falle 4 Betten – zusammen mit mehreren, „gewöhnlichen" Krankenzimmern zu betreiben, so daß die Überwachungsintensität der abnehmenden Gefährdung angepaßt werden kann.

Die Intensivbeobachtung geschieht durch direkte Beobachtung (einsehbare Zimmer) und permanente Überwachung des EKGs. Der Monitor besteht aus 4 bettseitigen Einheiten und einer Monitorzentrale mit Alarmanlage. Kathodenstrahloscillographen zur direkten Beobachtung und ein direkt schreibendes EKG-Gerät, welches auf den Alarm anspricht, sind sowohl zentral wie auch bettseitig vorgesehen. Eine Monitoreinheit ist spezialisiert für die Erkennung komplizierter Rhythmusstörungen und trägt einen Magnetbandspeicher zur Registrierung des den Alarm auslösenden Momentes und seiner Vorläufer. Eine zweite Einheit ist so ausgelegt, daß hämodynamische Parameter wie arterieller Druck, pulmonal-arterieller Druck oder zentraler Venendruck fortlaufend gemessen und zur Alarmgebung herangezogen werden können. Derartige Techniken sind jedoch aufwendig und nur in ganz wenigen Fällen wertvoll.

Alle Räume sind leicht zugänglich und können den fahrbaren Defibrillator und anderes Gerät im Notfall aufnehmen. Es werden bei uns Einzel- und Doppelzimmer der offenen Anlage vorgezogen.

In der zweiten Phase der lockeren Überwachung kann ein drahtloser Monitor bei besonderen Rhythmusstörungen eingesetzt werden. Im allgemeinen genügt die Betreuung durch das Personal der Überwachungsstation.

Für die Aufnahmeselektion entscheidend ist es, die Gefährdung der Patienten zu definieren. Eine Selektion nach der Prognose unter Einbeziehung des Alters halten wir nicht für geeignet.

Wir haben oben versucht, anhand statistischer Daten die Gefährdung durch Arrhythmie zu erläutern. Die Bedeutung der Herzinsuffizienz als Risikofaktor ist in den letzten Jahren deutlicher geworden. Dies trifft besonders für die Infarktrezidive und länger bestehenden Koronarkrankheiten zu. Eine klare Definition der Zusammenhänge ist noch nicht möglich. In mancher Hinsicht scheint der Koronartod jedoch nicht so plötzlich zu sein, wie es oft scheinen mag. Kuller, Lilienfeld & Fisher fanden in der Hälfte ihrer Fälle von plötzlichem Herztod bei 40–64 jährigen eine vorbestehende, symptomatische Koronarkrankheit. Ein Viertel war innerhalb 1 Woche vor dem Ereignis in ärztlicher Behandlung gewesen. Wir müssen prognostische Kriterien herausarbeiten, um längerfristige Prophylaxe betreiben zu können.

Literatur

1. Coronary Care Units. United States Department of Health, Education & Welfare Public Health Service. Washington, D. C. (1965).
2. Day, H. W.: A cardiac resuscitation program. Lancet **82**, 153 (1962).
3. Fry, J.: Acute myocardial infarction. Schweiz. med. Wschr. **98**, 1210 (1968).
4. Julian, D. G.: Coronary care and the community. Ann. Int. Med. **69**, 607 (1968).
5. Just, H.: In: „Myokardinfarkt – Grundlagen und Probleme". Hrsg. W. Hort, Berlin-Göttingen-Heidelberg-New York 1969.
6. Kouvenhoven, W. B., Jude, J. R., Knickerbocker, G. G.: Closed chest cardiac massage. J. Amer. med. Ass. **173**, 1064 (1960).
7. Lown, B., Fakhro, A. M., Hood, W. B., Thorn, G. W.: The coronary care unit. J. Amer. med. Ass. **199**, 156 (1967).
8. Kuller, L., Lilienfeld, A., Fisher, R.: Epidemiologic study of sudden and unexpected death due to arteriosclerotic heart disease. Circulation **34**, 1056 (1964).
9. Meltzer, L. E.: In: „Acute myocardial infarction". Edinburgh 1968.
10. Pantridge, J. F.: ibid.
11. Sloman, G.: ibid.
12. Wahlberg, F.: A study of acute myocardial infarction at the Seraphimer Hospital during 1950–1959. Amer. Heart J. **65**, 749 (1964).

Beeinflussung von Kreislaufgrößen
unter den Bedingungen der Peritonealdialyse

Von **H. Frisius**, **D. Barckow** und **H. Heidrich**

Aus der Medizinischen Klinik und Poliklinik der Freien Universität Berlin
im Städt. Krankenhaus Westend
(Direktor: Prof. Dr. med. G. A. Neuhaus)

Cardiale Komplikationen bei der Durchführung von Hämo- oder Peritonealdialyse zur Behandlung niereninsuffizienter Patienten sind mehrfach beschrieben. Exakte Messungen über die Kreislaufveränderungen unter den Bedingungen der Peritonealdialyse liegen nur vereinzelt vor. Da diese Untersuchungen an niereninsuffizienten Patienten durchgeführt wurden, legen wir unsere Untersuchungsergebnisse vor, die an nierengesunden Patienten gewonnen wurden.

Es handelte sich in allen Fällen um Patienten mit Schlafmittelvergiftungen, bei denen zur rascheren Giftelimination eine Peritonealdialyse durchgeführt wurde.

Zum Zeitpunkt der Untersuchung bestanden keine Zeichen eines akuten oder subakuten Nierenversagens, die Kreislaufverhältnisse waren ausgeglichen und die Atmung suffizient. Die Patienten atmeten während der Untersuchungen spontan.

Vor Beginn der Peritonealdialyse erfolgten in einer Vorphase von 30 min simultane Messungen von Herzzeitvolumen, arteriellem und zentralvenösem Druck, Oesophagusdruck sowie Herz- und Atemfrequenz. Die Mittelwerte aus den Messungen der Vorphase dienten als Bezugsgröße für die Abweichungen der Werte während der Peritonealdialyse.

Nach Ablauf der Vorphase wurden die Peritonealeinläufe von 2000 ml insgesamt in Einzelgaben von 500 ml appliziert. Im Anschluß an jede Einzelportion erfolgte eine Messung. Die Verweildauer der Gesamtmenge betrug 15 min, während dieser Zeit wurde wie in der Vorphase in 5-min-Abständen gemessen, anschließend lief das Dialysat in Einzelportionen von 500 ml aus; es wurde wie beim Einlauf gemessen.

Zwischen 2 Peritonealeinläufen lag eine Wartezeit von 20 min mit gleichen Meßintervallen wie oben beschrieben.

Das Herzzeitvolumen wurde mit der Thermodilutionsmethode bestimmt und von einem direktanzeigenden Rechengerät der Fa. Fischer, Göttingen, in l/min angegeben.

Die Drucke registrierten wir über Stathamelemente, den zentralvenösen Druck in der Vena cava superior, den arteriellen Druck in der Aorta abdominalis und den Oesophagusdruck auf Höhe der Trachealbifurkation, die Herzfrequenz entnahmen wir dem EKG, die Atemfrequenz den atemabhängigen Schwankungen des Oesophagusdruckes.

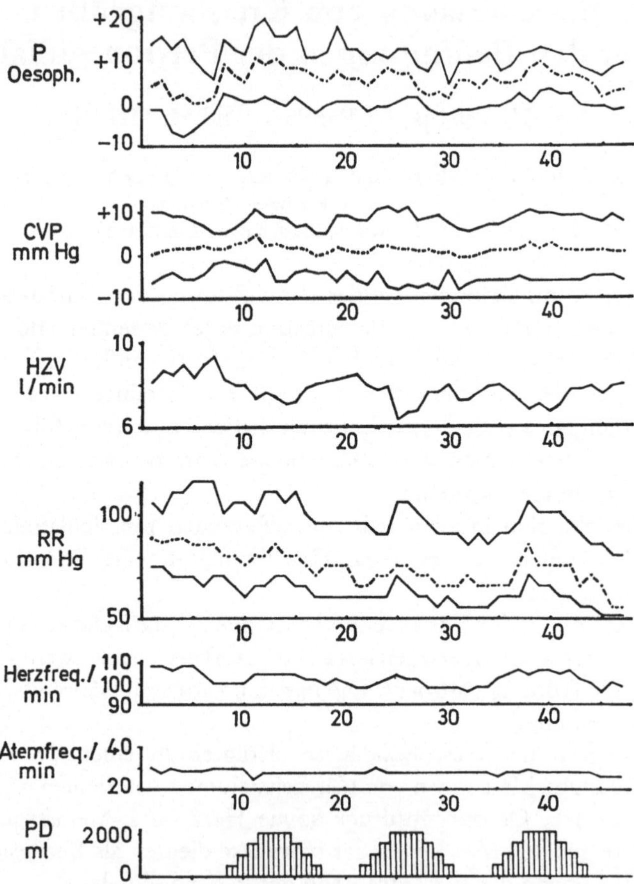

Abb. 1. G., E. Krbl. 9306/69: 40 Tbl. Vesparax, 24 Std nach Einnahme Messung von P Oesophagus, P zentralvenös, HZV, P arteriell, Herz- und Atemfrequenz. ———— Absolutwert, ·········· Mittelwerte (elektronisch) schraffierte Treppen: Peritonealeinläufe

Die Aufzeichnungen erfolgten mit einem Hellige-Sechsfach-Direktschreiber.

Als Einzelbeispiel für die gemessenen Größen soll die erste Abbildung dienen (Abb. 1).

Es handelt sich um eine 58jährige Patientin, die mehr als 24 Std nach
Einnahme von 40 Tabletten Hydroxyzin (Vesparax) in unserem Reanima-
tionszentrum aufgenommen wurde. Trotz Vorbehandlung in einem auswärtigen Krankenhaus bestand zum Zeitpunkt der Aufnahme bei uns noch
eine tiefe Bewußtlosigkeit, die uns zur Durchführung einer Peritonealdialyse veranlaßte.

Die in Abbildung 1 aufgeführten Werte sind Absolutwerte der 47 Einzelmessungen. Außerdem sind die elektronisch ermittelten Mittelwerte als
gestrichelte Linien eingetragen. Die Peritonealeinläufe sind als schraffierte
Treppen dargestellt.

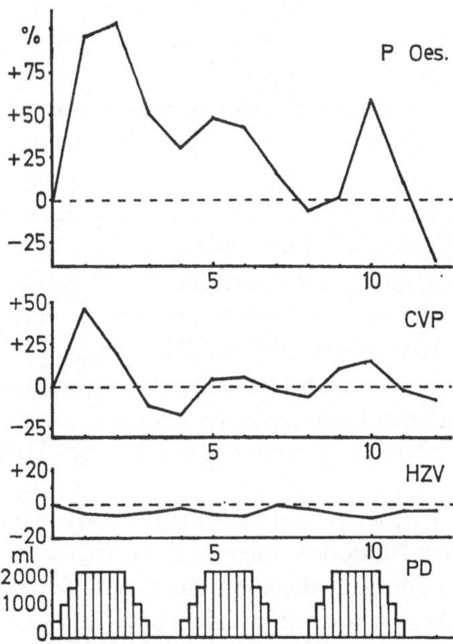

Abb. 2. Prozentuale Abweichungen aus Mittelwerten von 5 Patienten, Angaben
in Beziehung zu Peritonealeinläufen gesetzt (scharffierte Treppen). s. Text

Die Beziehungen zwischen Herzzeitvolumen und Peritonealdialyse erscheinen hiernach am eindrucksvollsten, während die Druckveränderungen
offenbar nur gering zu sein scheinen. An Herz- und Atemfrequenz lassen
sich keine unmittelbar gerichteten Schwankungen erkennen, auch die
berechneten Werte des peripheren Widerstandes zeigen keine Zusammenhänge mit den Peritonealeinläufen.

Errechnet man die prozentualen Abweichungen von den als Null
gesetzten Werten der Vorphase für alle 5 Patienten und gibt die mittleren
prozentualen Änderungen an, so ergeben sich für die Größen Oesophagusdruck, zentralvenöser Druck und Herzzeitvolumen deutliche Schwankun-

gen, die unmittelbar zum Anstieg des intraabdominellen Druckes in Beziehung stehen (Abb. 2).

Die größten Schwankungen um den Ausgangswert zeigt der Oesophagusdruck mit einem Anstieg zwischen 104 und 43%. Infolge Hochdrängung des Zwerchfelles nach Einlauf des Dialysates reagiert der Oesophagusdruck am empfindlichsten auf die intrathoracale Druckerhöhung.

Der Anstieg des zentralvenösen Druckes zwischen 46 und 6% scheint – stärker als der Oesophagusdruck – bei Wiederholung des Peritonealeinlaufes einem Anpassungsmechanismus zu unterliegen. Ähnliche Vorgänge sind bei Erhöhung des intrathoracalen Druckes infolge künstlicher Beatmung beschrieben.

Das Herzzeitvolumen sinkt nur gering zwischen 4,8 und 7,9% gegenüber dem Ausgangswert ab. Obwohl diese Schwankungen noch in der von uns an 350 Einzelmessungen festgestellten methodischen Fehlerbreite von $\pm 10\%$ liegen, muß doch ein unmittelbarer Zusammenhang mit den Peritonealeinläufen bestehen, insbesondere da nach Ablauf des Dialysates eine Rückkehr der Herzzeitvolumenwerte zum Ausgangswert erfolgt. Ein Rebound-Effekt wurde von uns nicht beobachtet.

Auf eine Aufzeichnung des arteriellen Druckes, der Herz- und Atemfrequenz sowie des peripheren Widerstandes wurde verzichtet, da wir keine sicher gerichteten Abweichungen feststellen konnten.

Die von verschiedenen Autoren mitgeteilten Veränderungen von Kreislaufgrößen während der Peritonealdialyse wurden überwiegend an niereninsuffizienten Patienten im gesamten Zeitraum des Dialyseablaufes beobachtet.

Es kam uns bei unseren Untersuchungen darauf an, die akuten Einflüsse eines einzelnen Peritonealeinlaufes festzustellen.

Die gemessenen Druckanstiege zentralvenös und im Oesophagusbereich dürften dabei am ehesten rein mechanischer Natur sein durch den erhöhten intraabdominellen Druck und den damit bedingten Zwerchfellhochstand. Aufgrund dieses mechanischen Einflusses kommt es zu einem verminderten venösen Rückstrom, der den vorübergehenden Abfall des Herzzeitvolumen bedingt.

Die wenn auch nur geringen Schwankungen des Herzzeitvolumens scheinen im Gegensatz zu den Drucken bei wiederholten Einläufen keine Anpassung zu zeigen. Hierfür muß möglicherweise die relativ kurze Verweildauer des Dialysates im Peritonealraum verantwortlich gemacht werden. Bei längerer Verweildauer eines Einlaufes von 45–60 min konnten amerikanische Autoren zeigen, daß es auch bei bestehender intraabdomineller Druckerhöhung zu einer Anpassung des Herzzeitvolumens an den Ausgangswert kam. Den ebenfalls von dieser Arbeitsgruppe beschriebenen Anstieg des peripheren Widerstandes können wir nicht bestätigen. Inwieweit hierfür die in beiden Patientengruppen unterschiedlichen Grundleiden – dort niereninsuffiziente – bei uns schlafmittelintoxikierte Patienten – verantwortlich sind, läßt sich nicht entscheiden.

Wichtig erscheint uns die Tatsache, daß die Peritonealdialyse unabhängig von dem zu behandelnden Grundleiden die genannten Größen akut beeinflußt.

Da die Peritonealdialyse auch als Erstmaßnahme bei Nierenversagen infolge schwerer Kreislaufdepression durchgeführt werden kann, ist die Kenntnis ihrer haemodynamischen Auswirkungen für das Wohl unserer Patienten von besonderer Bedeutung.

Zur Intensivtherapie und Herzüberwachung

Von **S. Effert**

Aus der Abt. Innere Medizin I der Technischen Hochschule Aachen
(Vorstand: Prof. Dr. S. Effert)

Ich möchte keinen konventionellen Diskussionsvortrag halten, sondern lediglich auf einige Punkte kurz eingehen, die mir im Rahmen der Intensivtherapie und der Überwachung von Wichtigkeit scheinen.

Zunächst das Problem der temporären elektrischen Stimulation bei Patienten mit Bradycardie. Hier haben sich einschwemmbare Mikrokatheter eigener Entwicklung durchaus bewährt. Jeder, der das Problem kennt, weiß, wie schwierig es sein kann, einen Patienten mit rezidivierendem asystolischem Adams-Stokes-Syndrom in die Röntgenabteilung zu bringen, um dort einen Stimulationskatheter einzulegen. Die Mikrokatheter schwimmen nach Punktion einer Ellenbogenvene bis in die rechte Herzkammer. Röntgensicht ist also nicht erforderlich. Die Katheterspitze ist als Stimulationselektrode ausgebildet. Durch einen zweiten Lauf kann der intrakardiale Druck gleichzeitig gemessen werden.

Neben der elektrischen Stimulation ergibt sich die Möglichkeit der langfristigen Messung des Pulmonalarteriendruckes.

Die Lage der Katheterspitze kann einmal durch Druckmessung, zum anderen durch Ableitung des intrakardialen EKG ermittelt werden.

Die Gefahr, durch einen solchen Mikrokatheter Rhythmusstörungen auszulösen, ist ebenso groß wie bei einem Makrokatheter. Es ist also unbedingt erforderlich, wegen der Gefahr der Induktion von Kammerflimmern – gerade bei Patienten mit Herzinfarkt – einen Defibrillator bereit zu halten.

Wir haben bei insgesamt 37 Patienten die Mikrokathetertechnik angewandt. Viermal ist es nicht gelungen, eine zuverlässige Stimulation auf diesem Wege zu erreichen. In der Regel braucht man 5 min, um diesen Katheter einzubringen und zuverlässig in der Einflußbahn des rechten Ventrikels zu lagern.

Dann noch einige Worte zur Herzüberwachung. Wir wurden heute freundlicherweise zweimal apostrophiert. Lassen Sie mich ganz kurz zusammenfassen, worauf es m.E. ankommt: messen kann man letzten Endes alles. Man kann also eine solche Herzüberwachung sehr aufwendig aufbauen. Man kann bei jedem Patienten eine Unzahl Daten sammeln. Es ist die Frage, was wirklich sinnvoll ist und hier sollte man sich vor Übertechnisierung hüten und sich m.E. ganz nach dem richten, was das eigene Haus zu leisten vermag, nicht nur nach dem, was man selber kann. So sind m.E. die Voraussetzungen für die apparative Ausstattung an einem kleinen Krankenhaus andere, wie an einem mittleren Haus oder an einer Klinik, wo sich jemand speziell mit diesen Dingen befaßt.

Wir selber verwenden Bettmonitoren konventioneller Bauart, die ihrerseits von einem Zentralmonitor überwacht werden. Das neue ist, daß wir das EKG – wahlweise einen anderen Kreislaufparameter – kontinuierlich auf Magnetband speichern. Die Auswertung erfolgt zeitgerafft durch beschleunigten Bandablauf. Darüber hinaus werden Arrhythmien durch eine Auswerteelektronik erkannt und automatisch ausgeschrieben.

Es hat sich mit dieser Technik nachweisen lassen, daß die Häufigkeit der Arrhythmien beim Infarkt praktisch 100% beträgt. Es führen die ventrikulären Extrasystolen, meist polytop oder in Ketten.

Neu ist weiter für uns die Häufigkeit, mit der sich Arrhythmien als Ursache unbestimmter Krankheitssymptome ausweisen. Ich nenne insbesondere die Angaben über Schwindelgefühl, nächtliches Herzklopfen. Bisher nicht bekannt ist, in wievielen Fällen ernste Arrhythmien bis zum Kammerflimmern oder intermittierendem Av-Block spontan rückbildungsfähig sind. Ich glaube, daß der Bandspeicher ein konventionelles Gerät im Rahmen einer kardiologisch interessierten Krankenabteilung wird, wenn es der einschlägigen Industrie nur gelingt, sie billig und zuverlässig herzustellen. Zur Zeit ist der finanzielle Aufwand für zuverlässig laufende Geräte noch hoch.

Eine solche Anlage macht es möglich, eine echte quantitative Analyse von Arrhythmien durchzuführen und sie bietet sich zur Untersuchung therapeutischer Effekte an. Hier darf ich an Herrn HOCHREIN anknüpfen und feststellen, daß wir zwar nicht das Kalium-Magnesium-Asparaginat untersucht haben, aber in einer Vergleichsuntersuchung von jeweils 30 Patienten, die im übrigen völlig gleichmäßig behandelt wurden, die Wirkung der SODI-PALLARESschen Lösung, also Kalium, Glykose und Insulin. Ein Unterschied bezüglich der Häufigkeit der Arrhythmien beim Herzinfarkt gegenüber der gleich großen Kontrollgruppe ergab sich bei Anwendung dieser Lösung nicht (MERX, BLEIFELD u. EFFERT 1968).

Zum Vortrag von Herrn HOCHREIN: Herr HOCHREIN hat gewarnt vor der Anwendung von Digitalisglykosiden bei Herzgesunden bzw. nicht Herzinsuffizienten. Ich fürchte, daß hier Verwirrung entstehen kann. Eine voll ausgeprägte Herzinsuffizienz ist zwar einfach zu diagnostizieren. Leichte Formen von Herzinsuffizienz oder die drohenden Herzinsuffizienzen sind dagegen außerordentlich schwer nachzuweisen. Letzten Endes ist es nicht möglich, in größerem Umfang enddiastolische Drucke zu messen.

Gerade bei älteren Patienten ist man daher immer wieder darauf angewiesen, doch prophylaktisch zu digitalisieren. Es gibt genügende, statistisch sauber unterlegte Untersuchungen, die ausweisen, daß bei einer prophylaktischen Digitalisierung von Patienten über 60 Jahren eine entscheidende Reduktion von postoperativen kardialen Komplikationen festzustellen ist. Nach meiner Überzeugung bestehen weder aufgrund der klinischen, noch der experimentellen Befunde – es sei dahingestellt, welche Bedeutung die von Herrn Hochrein soweit ich sehe in Einzelfällen nachgewiesene Verminderung des Herzzeitvolumens nach Digitalisgabe hat – Bedenken, speziell bei älteren Patienten vor Operationen Digitalisglykoside auch dann anzuwenden, wenn keine Herzinsuffizienz nachgewiesen werden kann; jedenfalls können die günstigen empirischen Resultate z. Z. nicht in Frage gestellt werden durch einzelne, schwer deutbare experimentelle Meßwerte.

Zu Herrn Körner: Die Frage der Notfallsthorakotomie taucht in den Diskussionen immer wieder auf. Im nicht chirurgischen Rahmen kann man sie m. E. nicht empfehlen. Wir haben sie nie angewandt, vielleicht deshalb, weil wir bei zahlreichen Thorakotomien durch einen Fachchirurgen dabei gewesen sind. Im Chirurgischen Bereich ist der Aspekt natürlich ein anderer. Hinweisen möchte ich aber auf die maschinelle Herzmassage. Wir haben jetzt 10 Fälle mit maschineller Herzmassage genau untersuchen können – Sie kennen die im Handel befindlichen Geräte – und haben nach anfänglicher Skepsis den Eindruck, daß die maschinelle Herzmassage schonender und effektiver ist als die manuelle, jedenfalls die manuelle durch einen nicht Geübten. Insbesondere bei längerer Anwendung stellt u. E. die maschinelle externe Herzmassage einen echten Vorteil dar.

Zur Intensivtherapie beim Kreislaufversagen

Von **R. Schröder**

Aus dem Klinikum Steglitz der Freien Universität Berlin,
Medizinische Klinik und Poliklinik
(Direktoren: Prof. Dr. Dr. h. c. H. Frhr. v. Kress und Prof. Dr. M. Schwab)

Ich habe keine Diskussionsbemerkung vorbereitet, sondern möchte unmittelbar Stellung nehmen zu einzelnen Punkten, die in den vorangegangenen Vorträgen angesprochen worden sind.

Von Herrn Hochrein und auch Herrn Effert ist die Frage einer Digitalisbehandlung diskutiert worden. Herr Hochrein hat herausgestellt, eine Digitalisbehandlung solle nur bei Vorliegen einer Herzinsuffizienz durchgeführt werden. Damit stellt sich die oft diskutierte Frage: wann liegt eine Herzinsuffizienz vor.

Die einfachste Definition einer Herzinsuffizienz – oder genauer einer Linksherzinsuffizienz – scheint mir zu sein: ungenügende Förderleistung des Herzens bei ausreichendem venösen Rückflluß; im Falle der Linksherzinsuffizienz also bei genügend hohem linksventriculären Füllungsdruck. Eine sehr regelmäßig zu findende Veränderung bei Linksherzinsuffizienz ist eine Erhöhung der arterio-venösen Sauerstoffgehaltsdifferenz unter Ruhebedingungen. (Wenn das Herz suffizient ist, seine Pumpfunktion also nicht beeinträchtigt ist, kommt es bei Anämie, Verminderung der arteriellen Sauerstoffsättigung, Hyperthyreose u. a. zwar zu einer Steigerung des Herzzeitvolumens, die AVD_{O_2} bleibt aber unverändert oder ist sogar vermindert.)

Ich darf meine Diskussionsbemerkung einschränken auf Patienten mit frischem Myokardinfarkt. Wir sind der Meinung, daß bei diesen Patienten regelhaft eine akute Linksherzinsuffizienz vorliegt. Welche Anhaltspunkte gibt es dafür?

1. Das Schlagvolumen ist mehr oder minder herabgesetzt.
2. Die AVD_{O_2} ist mehr oder minder gesteigert.
3. Bei wenigstens 75% aller Patienten ist in den ersten Tagen bei sorgfältiger Registrierung ein Vorhofston und/oder ein dritter Herzton nachweisbar.

4. 60% zeigen röntgenologisch eine Lungenstauung.

5. Der Pulmonal-Arteriendruck und bei den vereinzelten klinischen Messungen der Pulmonal-Kapillardruck, linke Vorhofdruck sowie der enddiastolische linke Ventrikeldruck ist häufiger gesteigert.

6. Tierexperimentell bewirkt eine Coronarligatur alle Veränderungen einer akuten Linksherzinsuffizienz, deren Ausmaß sich durch Digitalisglycoside vermindern läßt.

Fraglos allerdings sind bei aktueller Bestimmung am Krankenbett nicht selten Herzzeitvolumina und auch Schlagvolumina zu messen, die noch in den normalen Streubereich für Gesunde gleicher Altersklasse unter Ruhebedingungen fallen. Eine Einschränkung der Pumpfunktion des linken Ventrikels ist damit jedoch durchaus nicht ausgeschlossen. Erstens können Regulationsmechanismen eingetreten sein, wie sie WIGGERS vor mehr als 20 Jahren im Tierexperiment gezeigt hat: In einer ersten kurzzeitigen Phase führt ein vermindertes systolisches Auswurfvolumen zu einem Anstieg der systolischen Blutmenge. Die daraus resultierende Erhöhung des enddiastolischen linken Ventrikeldruckes mit Zunahme der Faservorspannung bewirkt über den STRAUB-FRANK-STARLING-Mechanismus eine Steigerung der primär eingeschränkten Förderleistung. Damit kann sich das Schlagvolumen wieder normalisieren. Zweitens: Das bei Patienten mit frischem Myokardinfarkt gemessene Herzzeitvolumen und Schlagvolumen ist nicht gleichzusetzen mit den bei Gesunden unter Ruhebedingungen gewonnenen Werten. Beim Myokardinfarkt kommt es durch endogen erhöhte Katecholamin-Freisetzung zu einer Steigerung der Inotropie, die bei gesunden Herzen das Schlagvolumen deutlich erhöhen sollte.

Die Beeinträchtigung der Pumpfunktion des Herzens bei Patienten mit Myokardinfarkt und scheinbar normaler Förderleistung möchte ich Ihnen anhand der Abbildung 1 demonstrieren. Verglichen ist die Wirkung einer Alupent-Infusion $20\mu g/min$ auf das Herzzeitvolumen bei Gesunden und Patienten mit frischem Myokardinfarkt. Alupent steigert das Herzzeitvolumen bei Vorliegen eines Myokardinfarktes deutlich geringer als bei Herzgesunden, auch wenn die aktuell gemessenen Ausgangswerte im normalen Bereich lagen.

Als Konsequenz aus diesen Überlegungen ergibt sich somit, alle Myokard-Patienten mit Digitalis zu behandeln. Läßt sich ein positiver Effekt einer solchen Behandlung objektivieren? Bei schweren Infarktauswirkungen mit auch klinisch eindeutig nachweisbarer Linksherzinsuffizienz war in der Hälfte der Fälle eine eindeutige Steigerung von Herzzeitvolumen und Schlagvolumen durch Digitalis nachweisbar. In diesem Zusammenhang darf ich darauf hinweisen, daß auch bei Patienten mit Herzinsuffizienz ohne frischen Myokardinfarkt im akuten Versuch nicht immer eine Erhöhung von Herzzeitvolumen und Schlagvolumen zu erzielen ist, ohne daß jemand auf die Idee kommen würde, diese Patienten nicht zu digitalisieren.

Bei Vorliegen eines echten cardiogenen Schocks mit nicht durch Rhythmusstörungen erklärbarer schwerer hypoxischer metabolischer Acidose war eine positive Wirkung von Digitalis nicht zu erwarten und auch nicht zu erzielen.

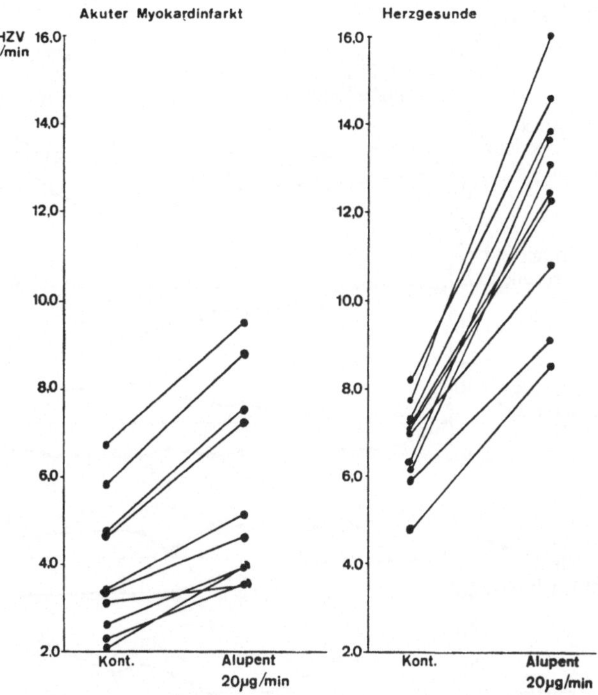

Abb. 1. Wirkung einer Alupentinfusion 20 μg/min auf das Herzzeitvolumen bei 10 Patienten mit frischem Myokardinfarkt und bei 10 Herzgesunden

Bei Patienten mit hämodynamisch weniger ausgeprägten Infarktauswirkungen konnten wir lediglich eine geringe, aber statistisch signifikante Steigerung des Schlagvolumens nach 6 Wochen gegenüber den Basiswerten am 2. Tag nach Myokardinfarkt feststellen. Trotzdem war auch bei diesen Patienten eine positive Wirkung auf den Kontraktionsablauf nachweisbar. Die simultane Registrierung von Phonokardiogramm, EKG und Carotispulskurve ermöglicht die Bestimmung der systolischen Contractions-*Geschwindigkeiten*. Die Abbildung 2 zeigt, daß bei den digitalisierten Patienten die isovolumetrische Contraction – gemessen als Druckanstiegszeit –, die mittlere Druckanstiegsgeschwindigkeit – gemessen als enddiastolischer Aortendruck/Druckanstiegszeit – und die mittlere Austreibungsgeschwindigkeit – gemessen als Schlagvolumen/Austreibungszeit – signifikant schneller erfolgt als bei den nichtdigitalisierten Patienten.

Da es ohne eingehende Messungen schwierig ist, im Einzelfall abzuschätzen, wie schwer die hämodynamischen Auswirkungen eines Myokardinfarktes sind, und ein positiver Effekt auf die Contractilität regelmäßig nachweisbar ist, halten wir eine Digitalisbehandlung grundsätzlich für indiziert (1. Tag 1,0 mg; 2. Tag 0,75 mg; 3. Tag 0,5 mg Digoxin i.v., danach 0,5 mg täglich oral).

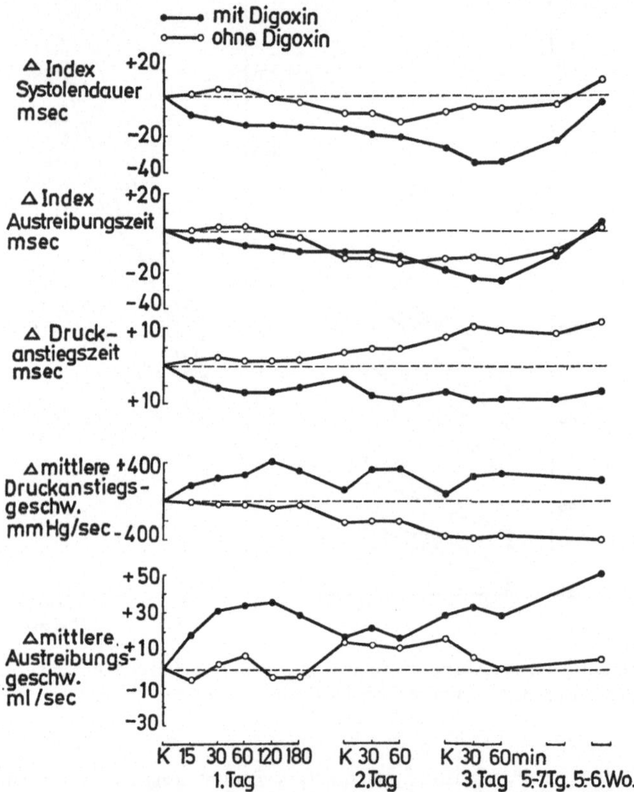

Abb. 2. Verhalten der systolischen Zeitparameter als Differenz zum Ausgangswert bei Patienten mit frischem Myokardinfarkt und geringeren hämodynamischen Auswirkungen. Mittelwerte von je 10 unbehandelten und 10 digitalisierten Patienten. Systolendauer und Austreibungszeit sind als frequenzbezogene Indices angegeben

Man muß sich allerdings die Frage vorlegen, ob eine Steigerung der Contractionsgeschwindigkeiten ohne Erhöhung des Schlagvolumens wirklich ein günstig zu beurteilender Effekt ist. Haben doch Sonnenblick u. Mitarb. [Am. J. Physiol. **209**, 919 (1965)] gezeigt, daß der myokardiale Sauerstoffverbrauch wesentlich von der Geschwindigkeit der Contraction abhängt. Eine Erhöhung der Contractionsgeschwindigkeit durch Digitalis läßt danach auch einen erhöhten Sauerstoffverbrauch erwarten. Es gibt jedoch gute experimentelle Anhaltspunkte dafür, daß Digitalis durch Steigerung der Effektivität der Contraction, d. h. durch Verbesserung des Wirkungsgrades bei Überführung von metabolischer in mechanische Energie relativ die Sauerstoffversorgung des Myokards verbessert [F. J. HADDY, Amer. J. Med. **47**, 274 (1969)].

Herr LUTZ hat sehr schön herausgestellt, daß im Rahmen der Intensivtherapie möglichst viele hämodynamische Parameter gemessen werden sollten. Das ist fraglos richtig. Wir haben bei einer großen Zahl von akut und kritisch kranken Patienten hämodynamische und metabolische Unter-

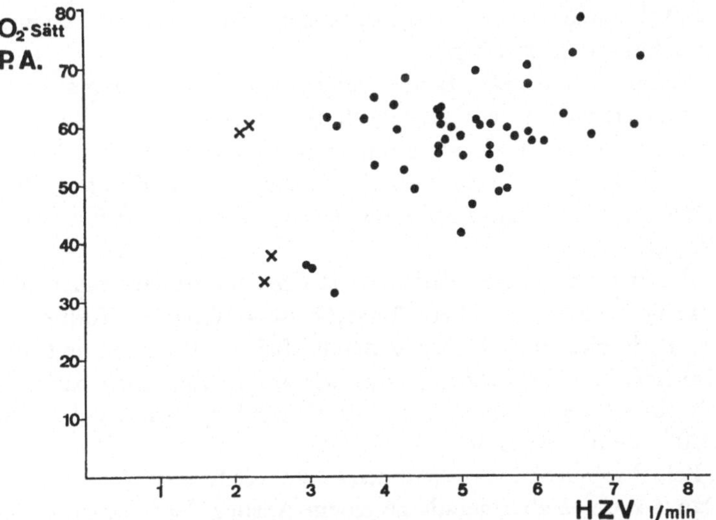

Abb. 3. Beziehungen zwischen Sauerstoffsättigung im Pulmonalarterienblut und dem gleichzeitig gemessenen Herzzeitvolumen bei Patienten mit frischem Myokardinfarkt. Die Kreuze symbolisieren Meßwerte von Patienten im cardiogenen Schock

suchungen durchgeführt. Ich sage das, weil ich daraus die Berechtigung zu einigen kritischen Anmerkungen herleiten möchte.

Es ist fraglos unrealistisch, wollte man bei allen schwerkranken und akut gefährdeten Patienten eine möglichst vollständige Kreislaufdiagnostik fordern. Die Durchführung aller in Frage kommenden Untersuchungen beansprucht häufig mehr Zeit, als in bedrohlichen Situationen zur Verfügung steht. Außerdem ist der personelle und apparative Aufwand sehr erheblich und praktisch nie zu jeder Tag- und Nachtzeit zu erstellen. Glücklicherweise gibt uns in den meisten Fällen eine fortlaufende Überwachung des zentralen Venendruckes und sein Verhalten nach schnell infundierten 200 ml Dextran, die Messung des arteriellen Blutdruckes, die Urinaus-

7*

scheidung und die genaue klinische Beobachtung genügend Anhaltspunkte für eine richtige Beurteilung und damit adäquate Therapie.

Eine weitere kritische Anmerkung sei mir erlaubt zu der indirekten Information über die Höhe des Herzzeitvolumens aus der Sauerstoffsättigung des venösen Mischblutes. Zunächst ist herauszustellen, daß oft von venösem Mischblut gesprochen wird, obwohl das Blut über einen Katheter aus der oberen Hohlvene gewonnen wurde. Differenzen zum tatsächlichen venösen Mischblut aus der Pulmonalarterie können jedoch gerade bei Schocksituationen erheblich sein. Aber auch wenn die Sauerstoffsättigung des Pulmonalarterienblutes zum gleichzeitig gemessenen Herzzeitvolumen in Beziehung gesetzt wird, ergibt sich eine sehr weite Streuung der Einzelwerte. Abbildung 3 zeigt Untersuchungen dieser Art bei Patienten mit Myokardinfarkt. Woran liegt das?

1. Bei gleicher AVD_{O_2} ist die venöse Sauerstoffsättigung abhängig sowohl vom arteriellen Sauerstoffgehalt (Hb), als auch von der arteriellen Sauerstoffsättigung (pO_2). Ich erinnere nur daran, wie sehr sich das Hb z. B. durch Dextran-Infusion verändern kann, und daß die arterielle Sauerstoffsättigung unter Schockbedingungen verschiedener Genese häufig vermindert ist.

2. Bei kritisch kranken Patienten ist der Sauerstoffverbrauch oft mehr oder weniger gesteigert. Diese Tatsache ist geläufig bei Verbrennungen, Sepsis, Peritonitis und Fieber generell. Bei 15 Patienten mit frischem Myokardinfarkt ohne Schock haben wir am 1. Tag einen Sauerstoffverbrauch von 300 $\pm$ 70 ml, am 2. Tag von 305 $\pm$ 50 ml und am 3. Tag von 280 $\pm$ 44 ml gemessen.

3. Bei schweren Schocksituationen nimmt die Sauerstoffaufnahme häufig ab. Damit kann es aber gerade zu einem Anstieg der venösen Sauerstoffsättigung kommen, trotz weiteren Abfalls des Herzzeitvolumens.

Tabelle 1. *Ursachen und Behandlungsergebnisse von akutem Kreislaufstillstand nach frischem Myokardinfarkt. Patienten, die außer Kammerflimmern auch einen AV-Block oder zu irgendeiner Zeit Kreislaufstillstand infolge einer Kammertachykardie hatten, sind nur unter Kammerflimmern, Patienten, die Asystolie bei bestehendem AV-Block hatten, nur unter Asystolie registriert*

	Patientenzahl	% von 440	Entlassen	%
Kammerflimmern	44	10	25	57
Kammertachykardie	11	2,5	7	64
Asystolie	12	3	7	58
AV-Block	13	3	11	85
Gesamtzahl[a]	79	18	50	63

[a] Ein verstorbener Patient hatte unabhängig voneinander Kammerflimmern sowie Asystolie und ist in beiden Kategorien aufgeführt. Daher ist die Gesamtzahl um einen Patienten geringer als die Summe der Einzelzahlen.

Ich möchte also warnen vor einer Überbewertung der Aussagekraft des pseudoexakten Meßwertes der venösen Sauerstoffsättigung.

Herrn JUST möchte ich zu seinem Vortrag gratulieren, in dem er das Wesentliche sehr klar und knapp herausgearbeitet hat. In Ergänzung dazu darf ich Ihnen Ursachen und Behandlungsergebnisse von akutem Kreislaufstillstand bei 440 in unserer Myokardinfarkt-Wachstation behandelten Patienten mit frischem transmuralen Infarkt in einer Tabelle demonstrieren.

Zur Hypertonie und Therapie
der Kreislaufinsuffizienz

Von **M. Stauch**

Aus der Cardiologischen Sektion des Zentrum für Innere Medizin
der Universität Ulm
(Leiter: Priv. Doz. Dr. M. STAUCH)

Eine Bemerkung zu Herrn HOCHREIN und Herrn LUTZ. Herr HOCHREIN hat mit Recht darauf hingewiesen, daß man bei Patienten mit Hypertonie, die operiert werden sollen, genügend lange vorher mit der Behandlung aussetzen muß. Manchmal kommt man jedoch nicht umhin, auch für die Operation eine gewisse Blutdrucksenkung bei extremen Blutdrucksteigerungen herbeizuführen. Dafür würden sich dann kurzfristig wirkende Mittel eignen, wie das Catapresan, für das in Priscol ein wirksamer Antagonist zur Verfügung steht. Wir konnten mit Hilfe einer druckgesteuerten Infusionsmaschine, die wir zusammen mit MÜLLER vom Physiologischen Institut in Frankfurt entwickelt haben, beobachten, daß die Blutdrucksenkung mit Catapresan gut steuerbar ist. Der Druck wird beim Patienten blutig als Istwert gemessen. Er wird elektronisch als Mitteldruck auf den Eingang der Infusionsmaschine gegeben, und mit einem dort eingestellten Sollwert verglichen. Die Infusionsmaschine infundiert jetzt so lange schrittweise höhere Dosen von dem gewählten Medikament, in diesem Falle z. B. Catapresan, bis der Blutdruck, also der Ist-Wert, auch den Sollwert erreicht hat. Die Regelrichtung läßt sich auch umkehren, so daß wir Vasopressoren infundieren können, um einen an der Maschine eingestellten höheren Sollwert zu erreichen.

Eine weitere Bemerkung zur Therapie der Kreislaufinsuffizienz und des Schocks. In letzter Zeit sind einige Arbeiten erschienen, z. B. von PARMLEY, GLICK und SONNENBLICK, die die Anwendung von Glucagon bei der Herzinsuffizienz und im cardiogenen Schock empfehlen. Die klinischen Untersuchungen mit Glucagon sind jedoch nur bei Herzkranken des Schweregrades I bis II der New Yorker Heart Association gemacht worden. Das Glucagon hat eine positive inotrope Wirkung, es ist auch im Tierexperiment erwiesen, daß diese inotrope Wirkung durch Betarezeptorenblocker nicht gehemmt wird. Wir haben Untersuchungen mit Glucagon angestellt und das Herzzeitvolumen mit der Thermodilutionsmethode gemessen. Dabei konnten wir ebenfalls einen Anstieg des Herzzeitvolumens bei einer

Gruppe von Patienten, die herzkrank, aber nicht insuffizient waren, feststellen. Eine andere Gruppe von Patienten, die vor der Untersuchung dekompensiert waren, zeigte keinen Anstieg des Herzminutenvolumens, vielmehr kam es zu einem Abfall. Nach den Ergebnissen unserer Voruntersuchungen kann man die Anwendung von Glucagon bei der schweren Herzinsuffizienz und im cardiogenen Schock nicht ohne Einschränkung empfehlen.

Literatur

MÜLLER, H. und STAUCH, M.: Eine blutdruckgesteuerte Infusionsmaschine: technischer Aufbau und tierexperimentelle Erprobung. Z. Biol. **116**, 288–298, (1969).

PARMLEY, W. W., GLICK, G., SONNENBLICK, E. H.: Cardiovascular effects of glucagon in man. New Engl. J. Med. **279**, 12–17, (1968).

Diskussion

M. Reiter (München): Ich möchte nur ganz kurz zu der Streitfrage „Glykoside prophylaktisch oder nicht prophylaktisch" bzw. „grundsätzlich bei Herzinfarktpatienten oder nicht" aus pharmakologischer Sicht Stellung nehmen.

Früher hat man immer angenommen, die Glykoside würden nur auf das insuffiziente Herz wirken. Heute weiß man, daß die Digitaliswirkung am normalen, gesunden Herzen stärker ist als beispielsweise an einem durch Barbiturat vergifteten. Der Grad der positiv inotropen Wirkung, d. h. also, das Ausmaß der Zunahme der Contractionskraft hängt lediglich von der relativen Ausgangskraft ab, die durch die Faktoren mechanische Vorspannung (Dehnung), Calciumkonzentration und Contractionsfrequenz bestimmt ist. Ob durch die inotrope Wirkung auf die Contractilität der Muskulatur die Förderleistung des Herzens gesteigert wird, hängt davon ab, ob das Herz an seiner Suffizienzgrenze arbeitet oder nicht.

W. Lochner (Düsseldorf): Schlußbemerkung eines Physiologen, der mit Methoden zu tun hat und die Schwierigkeiten der Praxis gesehen hat: Es hat mich beeindruckt, daß wir noch nicht alle wichtigen Größen am Patienten messen können. Die wichtigste Größe wäre tatsächlich die fortlaufende Messung des Druckes im linken Ventrikel. Wahrscheinlich werden Sie mir zu folgender Feststellung zustimmen: Wenn man alle Anstrengungen darauf richten würde, den Druck im linken Ventrikel zu erfassen, ohne den Patienten zu schädigen, wäre man an einem Zentralpunkt der hämodynamischen Analyse angekommen und viele andere Messungen würden sich erübrigen.

H. Hochrein (Würzburg): Ich möchte darauf zurückkommen, was Herr Reiter gesagt hat. Wenn man vom pharmakologischen Experiment ausgeht und etwa ein Herzstreifenpräparat untersucht und dabei die Wirkung von Digitalis testet, so ist man natürlich in einer schlechten Situation, weil man nicht weiß, in welchem Zustand sich dieses Herzpräparat zum Zeitpunkt des Experimentes befindet. Wenn man aber das Gesamtherz untersucht und beurteilt, das sich im ungeschädigten Organismus befindet, dann muß man sagen, obwohl die Contractilität oder aber auch die Contractionsgeschwindigkeit des suffizienten Herzen durch Digitalis zunimmt, daß das Herz aber in seiner Leistungsfähigkeit trotzdem abnehmen kann.

Es gibt gesunde nicht-insuffiziente Herzen, und solche Untersuchungen liegen doch vor, wenn man sie digitalisiert, dann kann das Herzminutenvolumen, die Leistungsfähigkeit und die Belastungsfähigkeit abnehmen. Wird z. B. ein Herz mit einer Aorten- oder Mitralinsuffizienz noch im Zustand der Kompensation digitalisiert, dann wird das kleine Herzminutenvolumen, das deshalb klein ist, weil ein Klappendefekt vorliegt, unter Digitalis noch kleiner und damit eben die Leistungs- und Belastungsfähigkeit des Herzens noch schlechter.

Nun zu den Elektrolyten noch ein Wort: Ich versuchte in meinem Vortrag Sie nur auf einige Probleme in diesem Zusammenhang aufmerksam zu machen und ich betone, ich bin nach wie vor der Meinung, wir sind noch am Anfang dieser Überlegungen. Auch kleine Letalitätsstatistiken von Patienten, die mit oder ohne Elektrolytkombinationen behandelt wurden, sind kein Beweis dafür oder dagegen. Man braucht ein ausgesuchtes Patientenmaterial, um solche Effekte demonstrieren zu können. Bei uns liegen nicht nur Einzelbeobachtungen vor, wir haben auch an einer größeren Gruppe von Patienten Untersuchungen durchgeführt. In meinem Vortrag mußte ich logischerweise Einzelbeispiele wählen, die mir als besonders demonstrativ erschienen. Die Kalium-Glukose-Insulin-Infusionsbehandlung nach SODI-PALLARES war nicht in meinem Vortrag enthalten. Wir sind der Meinung, daß gerade die Kombination Kalium mit Magnesium in diesem Zusammenhang ganz besonders günstige Effekte bei der Myokardhypoxie und bei Rhythmusstörungen des Herzens hat.

Summary

The papers summarized here were presented at the symposium on *intensive therapy in circulatory and renal failure*, held in Mainz on September 26th and 27th, 1969.

W. Lochner gave the introductory paper on the physiological basis for the treatment of circulatory failure. Topics covered included: 1. primary failure of the peripheral vessels and 2. primary cardiac failure. A failure of the peripheral vessels, i. e. failure of venous reflux, can be caused by low total blood volume or low effective blood volume. While there are multiple causes for low total blood volume, a decreased effective blood volume means either dilatation of the capacitative system or low cardiac output. The relations between cardiac minute volume and frequency, and minute volume and cardiac output were discussed. The influence of coronary perfusion pressures on the contractility of the heart was stressed.

The contractility of the heart can be influenced pharmacologically by increasing the Ca^{++} concentration, according to M. Reiter. The action of glycosides is of longer duration. Serum potassium levels are very important in this respect. Finally sympathicomimetic drugs have to be considered, as they also influence cardiac frequency and blood pressure.

H. Hochrein reported on clinico-pharmacological problems in cardio-circulatory therapy. In cardiac insufficiency, digitalis medication is indicated. Hypovolemia has to be corrected by volume substitution, whereas in cardiogenic shock a combination with digitalis is necessary. Sympathicomimetic drugs are used in vascular insufficiency. Bradycardia and all forms of cardiac block are treated with β-receptor stimulants. Antiarrhythmic drugs often have to be combined with digitalis. Special interest is focused on the role of K^+ and Mg^+ in digitalis therapy.

J. P. Gigon et al. presented two formulas for calculating extracellular fluid and total body water. In reevaluating the problem of adequate fluid substuttion, pulmonary gas exchange was examined before and after dehydrating measures. Following treatment, a marked improvement in pulmonary function was observed.

The fusibility of blood as influenced by infusions was the topic of H. Schmid-Schönbein et al. Low-molecular-weight dextran as well as electrolyte solutions reduce the mechanical resistance of erythrocyte aggregates to hydrodynamic forces. The increase of aggregation seen with dextran of molecular weight 60 000 is not observed in cases of primary increased aggregation or with isovolemetric administration of electrolyte solutions. The authors conclude that the positive rheologic effect of low-molecular-weight dextran is due to dilution of hematocrit and aggregating plasma proteins. In the treatment of acute circulatory insufficiency they suggest normalization of the microcirculation by hemodilution, followed by large-molecular colloidal solutions.

M. KÖRNER mentioned the various possibilities of patient-monitoring for the detection of impending cardiac arrest and outlined the indications for external cardiac massage.

H. LUTZ stressed that as many circulatory parameters as possible need continuous monitoring in intensive therapy. Direct measurements, such as cardiac frequency, minute volume, artieral and venous blood pressure and blood volume determinations, as well as indirect measurements, such as pulse counts and blood pressure, are supplemented by observations of central and peripheral body temperature, laboratory tests and urine volumes.

H. JUST described the purpose and function of a coronary intensive-care unit and the value of such units in reducing mortality from cardiac infarction. Prompt admission is especially important since 60% of fared complications occur within the first hour. Most of these complications are caused by disturbances in cardiac rhythm although the heart muscle may still be fit. Continuous monitoring is therefore necessary for the detection of early signs of arrhythmias and their immediate treatment.

H. FRISIUS et al. examined five patients with severe barbiturate poisoning during peritoneal dialysis. Central venous pressure and esophageal pressure increased, while cardiac minute volume decreased. Peripheral resistance, arterial pressure, cardiac and respiratory frequency remained unchaged.

In the discussion, S. EFFERT reported on the use of a microcatheter for stimulation in cases of bradycardia. The possibility of inducing arrhythmias was mentioned. By tape-recording the monitored ECG, he observed the presence of arrhythmias in cardiac infarction in almost 100% of cases. The application of this method in the analysis of arrhythmias was discussed. He advocated the preoperative use of digitalis in elderly patients. Emergency thoracotomy for cardiac massage was rejected for other than surgical areas: EFFERT believed external massage by mechanical means to be very effective. R. SCHRÖDER also discussed the problem of cardiac insufficiency and digitalis therapy, restricting his remarks to cases with early cardiac infarction. He showed that, even in patients with seemingly normal pump function, cardiac output is decreased. On the basis of his observations, the use of digitalis is recommended. Monitoring should be limited to what is strictly necessary. The oxygen saturation of mixed venous blood should be evaluated carefully in estimating cardiac minute volume.

M. STAUCH reported on antihypertonic therapy with quickacting drugs and described the use of a pressure-regulated infusor for use with anti-hypertonics, e. g. Catapresan, or vasopressors. Using the β-receptor blocker, glucagon, as described by PARMLEY et al , he observed a decrease in minute volume in cases with decompensated cardiac insufficiency. The discussion was continued by M. REITER and H. HOCHREIN concerning digitalization of the sufficient heart and the influence of calcium, potassium and magnesium on its action. LOCHNER insisted that not all important para-meters of a patient can be measured. He believes that when the left ventri-cular pressure can be measured without harm to the patient, the key to hemodynamic analysis will be available.